名醫家珍系列
⑤

陳葦田外科醫案

清代國醫臨床驗案集

陳葦田 著

文興出版事業

國家圖書館出版品預行編目資料

陳莘田外科醫案：清代國醫臨床驗案集 / 陳莘田 著.
— 初版.— 臺中市 ： 文興出版，2007〔民96〕
面； 公分. —(名醫家珍系列；5)
ISBN 978-986-6784-00-2(平裝)
1. 病例　2. 外科（中醫）
414.9　　　　　　　　　　　　　　　　96008826

名醫家珍系列 ⑤ # 陳莘田外科醫案
———— 清 代 國 醫 臨 床 驗 案 集 ————

MZ005

出 版 者：文興出版事業有限公司
總 公 司：臺中市西屯區漢口路2段231號
電　　話：(04)23160278　　傳　真：(04)23124123
營 業 部：臺中市西屯區上安路9號2樓
電　　話：(04)24521807　　傳　真：(04)24513175
E－m a i l： wenhsin.press@msa.hinet.net
作　　者：陳莘田
發 行 人：洪心容
總 策 劃：黃世勳
主　　編：陳冠婷
責任編輯：潘怡君、洪心容、黃世勳
執行監製：賀曉帆
美術編輯 / 封面設計：林士民
總 經 銷：紅螞蟻圖書有限公司
地　　址：臺北市內湖區舊宗路2段121巷28號4樓
電　　話：(02)27953656　　傳　真：(02)27954100
初　　版：西元2007年7月
定　　價：新臺幣220元整
I S B N：978-986-6784-00-2（平裝）

本公司備有出版品目錄，歡迎來函或來電免費索取

本書如有缺頁、破損、裝訂錯誤，請寄回更換

歡迎郵政劃撥　戶名：文興出版事業有限公司　帳號：**22539747**

【出版序】

　　本書原名為《陳莘田外科方案》，作者為清朝名醫陳莘田，道咸間吳縣（今屬江蘇）人，其內外科皆精通，但以瘍科最為著名。全書內文皆為作者臨證病案，並採以病為綱的方式介紹，包括肺癰、腸癰、額疽、痰癭、肉瘤、牙癰、手腕流注、乳癰等230種疾病，共分5卷（此次重編改以章區分），其選錄病案達650餘則，每案先談患者之病情，後載方藥。書中案例，或簡記，或詳載，但頗多為連續治療的敘述，有利於讀者從中領會陳氏的治病思維變遷。

　　而陳氏另有二書：一為《陳莘田醫案續集》，全書分2卷，成書於清光緒18年（西元1892年），又名《陳莘田外科臨證醫案續集》，本書為《黃壽南抄輯醫書20種》之一，其中收錄驗案約300則，乃由陳氏弟子所輯錄，內容析病詳明，辨證透澈，用藥合理，亦可謂文簡而意深。一為《陳氏秘方》，不分卷，亦成書於清光緒18年，陳氏以其多年臨床實踐經驗，將中藥配製成丸、散、膏、丹等劑型，以治內外各種病證，共載秘方740張，每一處方後面均有其適應證、具體的藥物煎服法及隨證加減方。由此，可見陳氏的醫學造詣之深，藉此也特別向諸位同好推薦其珍貴之大作，絕對值得您細細品味。

　　　　　　　　　　　發行人　漢心容　丁亥年

編者的叮嚀

1. 本書案例紀錄，關於患者性別採以「左」代表男性，以「右」代表女性。
2. 書中標以「□」者，為原書內文脫落不可考之文字，例如：□舌 (第61頁)。
3. 某些藥材名可能是作者為求簡便，偶見簡稱，例如：黑山梔＝黑梔、威靈仙＝威靈＝靈仙、雲茯苓＝雲苓。

【目錄】

第一章 癰 疽

第一節 肺癰（計4案例）

案1 朱，左。六月廿四日。同里。暑風濕熱，首先犯肺，肺氣失降，氣為血帥，咯血色紫，吐膿氣臭，胸膈隱痛，寒熱往來。右脈數大，舌紅苔薄。肺癰已成，變險可慮也。擬仿《千金》法加味。

（處方）桑葉、單桃仁、薏苡仁、甘草節、丹皮、絲冬子、瓜蔞、通草、川貝、白桔梗、鮮蘆根。

二診，六月廿七日。曾發寒熱。

（處方）霜桑葉、絲瓜瓣、瓜蔞、桔梗、牡丹皮、單桃仁、米仁、生草、眞川貝、白杏仁、荷梗、蘆根。

三診，七月一日。

（處方）冬桑葉、川貝、桔梗、瓜蔞、白杏仁、米仁、生草、通草、絲瓜絡、活水蘆根。

四診，七月五日。

（處方）冬桑白皮、牡丹皮、瓜蔞、生草節、地骨皮、蛤殼、絲瓜絡、蘆根、眞川貝、白杏仁、米仁、藕汁。

五診，七月九日。

（處方）蜜炙桑皮、白杏仁、肥知母、絲瓜絡、地骨皮、眞川貝、天花粉、薏苡仁、炒黑丹皮、生甘草、雲花神，鮮藕汁沖入，白蘆根、白茅根二味代水。

六診，臭氣未淨

（處方）蜜炙桑皮、清阿膠、地骨皮、麻仁、白杏仁、生石膏、眞川貝、甘草、北沙參、枇杷葉。

案2　陳，左。九月八日。石牌。**風熱鬱於太陰，寒熱咳嗽，吐痰氣臭，色澤青紅間有。是肺癰之見象。病逾匝月，脈來數大有邪，尚屬留戀，理之非易者，擬《千金》加味。**

（處方）冬桑葉、白杏仁、絲瓜絡、瓜蔞、牡丹皮、桔梗、薏苡仁、生草、川貝、白蘆根。

二診，九月九日。

（處方）冬桑葉、絲瓜絡、桔梗、瓜蔞、單桃仁、生米仁、生草、通草、眞川貝、雲茯苓、蘆根。

三診，九月十一日。

（處方）冬桑葉、杏仁、生蛤殼、雲苓、眞川貝、生米仁、桔梗、生草、地骨皮、絲瓜絡。

四診，九月十三日。

（處方）桑白皮、絲瓜絡、牡丹皮、白杏仁、地骨皮、天花粉、生米仁、生蛤殼、川貝母、白桔梗、白蘆根、茅柴根、鮮藕汁。

五診，九月十四日。秋令風邪燥火，鬱於上焦而成肺癰，咳吐膿痰，氣臭帶紅，綿延逾月。昨日陡然咯血，血有盈碗成盆之多，及今未止。脈來左部芤數，右小數，舌紅苔黃。口乾唇燥，胃不思穀。肺胃蘊熱內蒸，陰分日虛，最恐涉怯，殊屬棘手。

（處方）北沙參、川貝母、清阿膠、雲茯苓、麥冬肉、去皮杏仁、生石膏、粉甘草、蜜火桑皮、枇杷葉、藕汁。

六診，咯血已止。

（處方）北沙參、清阿膠、眞川貝、白粳米、麥門冬、生石膏、地骨皮、生甘草、炙桑皮、雲茯苓、雲茯神、生蛤殼、鮮藕汁。

案3 王，左。九月三十日。正義。風濕襲鬱肺經，寒熱咳嗽，吐膿氣臭，胸肋作痛。肺癰已成，變險可慮也。

（處方）桑葉、絲瓜絡、桔梗、瓜蔞、杏仁、生苡米、生草、通草、川貝、白蘆根。

二診，十月五日。

（處方）桑葉、白杏仁、白桔梗、全瓜蔞、丹皮、絲瓜絡、生甘草、川通草、川貝、生米仁、白蘆根、菩提珠根。

三診，十月十一日。臭氣已減，咳嗽亦緩。

（處方）冬桑葉、白桔梗、冬瓜子、生苡仁、川貝、生通草、絲瓜絡、全瓜蔞、白杏仁、白蘆根、菩提珠根。

案4 戈，左。十月廿七日。大橋。風溫襲鬱上焦，寒熱咳嗽，胸肋作痛，吐膿氣臭。右脈滑數，舌紅苔白。肺癰已成，變險可慮也。

（處方）桑葉、川貝、桔梗、米仁、桃仁、絲瓜絡、生草、瓜蔞、枇杷葉、白蘆根。

二診，十月廿九日。寒熱往來，囈語喃喃。

（處方）桑葉、丹皮、杏仁、眞川貝、絲瓜絡、桔梗、生草、蘆根、米仁、瓜蔞。

三診，寒少熱多，氣促不納，咳吐穢血。血虛邪實，勉擬。

（處方）北沙參、麥冬肉、紫菀茸、白杏仁、生草、眞川貝、款冬花、白茯苓、白粳米、橘白、蛤殼。

附經驗方：馬君濟良，曾患肺癰半載，余病勢日劇，諸藥不效。咳吐膿血，神情日見痿頓。經王冠山傳一法，日日用鮮蘆根一二斤煎湯服，另吞西黃丸，多服竟得漸癒。馬君與余記此，以備一法也。

第二節　胃脘癰（計2案例）

案1 朱，左。七月三日。望亭。脾積於胃脘濕痰阻氣，脘右堅硬作痛，寒熱舌白。漸成胃脘癰重症，理之棘手。

（處方）川厚朴、江枳殼、雲茯苓、甘草、台白朮、淡乾薑、建神麯、佛手皮、薑半夏、炙陳皮、焦麥芽。

二診

（處方）蘇梗汁、薑半夏、赤苓、六神麯、枳實汁、廣陳皮、甘草、麥芽、紫厚朴、廣木香、赤芍、砂仁末。

案2 丘，左，湖州。九月三十日。中虛濕困，濕盛生痰，痰隨氣阻，痹而不宣，釀成胃脘癰也。起經逾月，腫如覆碗，色紫木痛，內膿已成，脈來濡細。恐潰後轉虛，有穿膜之險。擬疏通提毒法。

（處方）防風、陳皮、生草、角針、當歸、瓜蔞、土貝、枳殼、赤芍、桔梗。

第三節　縮腳腸癰（計3案例）

案1 鄭，右，太倉。六月廿九日。暑濕熱為無形之氣，混擾於有形氣血之中，首先犯肺，臟不容邪，還之於腑，傳道失宣，大便窒塞，足屈不伸，右少腹作痛，按之有形，往來寒熱。脈來滑數，舌苔糙白。乃縮腳腸癰是也。其邪壅阻不通，恐難消退者。擬疏散通腑法。

（處方）廣藿梗、白杏仁、川鬱金、瓜蔞、紫厚朴、廣陳皮、江枳殼、桔梗、陳香薷、益元散。

二診，七月二日。

（處方）廣藿梗、枳殼汁、炒延胡、益元散、紫厚朴、金鈴子、當歸鬚、川通草、廣陳皮、旋覆花、佩蘭葉、佛手皮。

案2 王，右。七月三日。元邑前。腸癰成漏，膿從臍出，遷延半載，氣血兩虧，損傷內膜，屢次出蛔。脈息細軟，舌苔糙白。已成腸癰，勢有流糞之虞。難許收功。

（處方）潞參黨、白芍、米仁、象牙屑、野於朮、生鱉甲、歸身、雲苓、夜交藤、生甘草。

二診，八日。

（處方）歸芍六君加木香、穀芽。

案3 錢，左，橫涇。七月六日。濕熱阻氣，腑絡失宣，右少腹結硬作痛，足不伸屈。舌糙白，脈滑數。漸成縮腳腸癰重症。冀消為美，擬疏通法。

（處方）廣藿梗、薑半夏、川桂枝、當歸鬚、紫厚朴、廣陳皮、漢防己、懷牛膝、廣木香、江枳殼、宣木瓜、佩蘭葉。

二診，廿九日。

（處方）老蘇梗、旋覆花、薑半夏、懷牛膝、漢防己、當歸鬚、廣橘紅、赤苓、白蒺藜、瓜蔞根、甘草節、桑枝。

三診，八月二日。

（處方）藿梗、薑半夏、桔梗、楂炭、防己、廣陳皮、生甘草、赤芍、瓜蔞、廣木香、枳殼、佛手皮。

四診，三日。小溲渾濁，大便溏泄而痛。

（處方）佛手皮、廣藿梗、姜半夏、旋覆花、焦六麯、紫厚朴、廣陳皮、當歸鬚、炒楂炭、江枳殼、粉甘草、廣木香。

五診，胸腹得鬆，大便作痛，腎俞作腫，是氣入絡，足屈不伸，兼之下癀。

（處方）川桂、旋覆花、陳皮、秦艽、漢防己、當歸鬚、懷牛膝、赤苓、桑枝、製半夏、瓜蔞根、鴨血拌炒絲瓜絡。

六診，下痢作痛已緩，腹腫時盛時衰，腹癰漸消，背部腫硬，防發流痰。

（處方）川桂、薑半夏、當歸鬚、赤苓、牛膝、瓜蔞根、廣陳皮
　　　　、白芥子、白蒺藜、紋秦艽、漢防己、鴨血拌炒絲瓜
　　　　絡、炒桑枝，煎湯代水。

七診，背部腫痛稍減，寐中囈語，陽明痰火未清。

（處方）川桂枝、漢防己、橘紅、懷牛膝、當歸鬚、天花粉、夜
　　　　交藤、半夏、赤芍、萆薢、雲苓、絲瓜絡、鮮桑枝。

八診，廿一日。腹痛寒熱，舌心光剝，背部見鬆。

（處方）蘇梗汁、旋覆花、陳皮、新絳、楂炭、枳殼汁、當歸鬚
　　　　、雲苓、半夏、木香汁。

第四節　腸癰（計4案例）

案1 徐，左，王路。正月廿四日。氣阻於絡，挾濕挾痰，右
少腹結硬作痛，常常嘔惡。漸成腸癰重症，冀消為善。

（處方）老蘇梗、薑半夏、全瓜蔞、旋覆花、小青皮、金鈴子、
　　　　廣陳皮、江枳殼、炒延胡。

二診，作痛稍緩。

（處方）廣木香、小青皮、金鈴子、旋覆花、江枳殼、炒延胡、
　　　　薑半夏、全瓜蔞、陳皮、赤苓。

三診，作痛已止，似有消兆。

（處方）製香附、薑半夏、新絳屑、歸尾、旋覆花、江枳殼、全
　　　　瓜蔞、白芥子、生草、陳皮、赤苓。

案2 沈，左，震澤。二月十五日。濕熱阻氣，腑絡失血，少
腹作痛，二便阻閉。脈來滑數，左弦。漸成腸癰，冀消
為幸。

（處方）老蘇梗、紅琥珀、細木通、當歸鬚、鬱金、旋覆花、瞿
　　　　麥、車前子、廣木香、甘草梢。

二診，痛及膝間委中，大小便不利。

（處方）老蘇梗、旋覆花、枳殼、懷牛膝、瓜蔞根、當歸鬚、赤苓、澤蘭、漢防己、新絳屑、桑枝。

案3 陳，左，雙板橋。七月九日。暑濕阻氣，腑絡失宣，右少腹結硬作痛，按之有形，頻頻嘔惡，大便阻閉，小溲窒塞。漸成腸癰重症，變險可慮也。

（處方）廣藿梗、姜半夏、山楂炭、瓜蔞仁、紫厚朴、鬱金汁、廣木香、小青皮、枳殼汁、益元散、佩蘭葉。

二診，便下痛勢未止。

（處方）老蘇梗、旋覆花、青皮、益元散、枳殼、佩蘭葉、川通草、歸鬚、瓜蔞、鬱金、絳屑。

三診，痛緩。

（處方）旋覆花、薑半夏、絲瓜絡、益元散、當歸鬚、江枳殼、白蒺藜、川通草、新絳屑、全瓜蔞、佩蘭葉。

四診，十七日。咳嗽吐痛痰，腹痛漸止。

（處方）蘇子、全瓜蔞、當歸鬚、白桔梗、杏仁、廣橘紅、絲瓜絡、生甘草、旋覆花、川貝、川通草、枇杷葉。

五診

（處方）旋覆花、川鬱金、絲瓜絡、赤苓、白杏仁、當歸鬚、眞川貝、通草、廣陳皮、白桔梗、江枳殼、老枇杷葉。

案4 金，右，觀音山。八月二日。產後瘀露停滯，氣阻不宣，左少腹結硬作痛，小溲窒塞而痛。脈來細數，舌苔糙白。是乃腸癰重症，慮其正不克邪之險。

（處方）紅琥珀、旋覆花、當歸鬚、桃仁、青蔥、丹皮、廣木香、赤芍、米仁、新絳、小青皮、澤蘭葉。

二診

（處方）廣木香、薏苡仁、炒枳殼、旋覆花、紅琥珀、牡丹皮、

全瓜蔞、新絳屑、歸尾、單桃仁、鮮藕汁。

三診

（處方）紅琥珀、金鈴子、青皮、丹皮、廣木香、炒延胡、枳殼、米仁、歸尾、藕汁。

第五節　肛癰（計4案例）

案1　馬，左，飲馬橋，三月十七日。真陰虧損，濕熱下注，結為肛癰。潰孔成漏，膿水淋漓，已經半載，陰氣更傷，乍寒乍熱，咳嗆火升。脈左細弦右數，舌苔糙黃。神色少華，漸延虛怯一路。最恐紅症復來，即所謂天穿地漏也。擬滋水以制火，使水升火降，敷衍歲月而已。

（處方）大補陰丸，入麥冬、天冬、沙參、象牙屑、川石斛、炙甘草。

二診

（處方）糯稻根鬚、大熟地、大生地、青鱉甲、川黃柏、懷山藥、淡天冬、象牙屑、龜板、炙甘草、東白芍、川石斛。

案2　管，左，華陽橋。七月廿八日。咯血三載，屢屢復發。少陰不足，陽明有餘。不足者，真陰虛。有餘者，陽明大盛也。陰虛肺熱，下移大腸，遂生肛癰。起經三月，潰已二旬向外。始則膿出濃厚，繼則轉清。外之腫勢雖退，而作痛未除。其痛每以大便時則盛，可見瘡口與腸頭貫通，所以矢氣則便從孔出也，此即成漏之象。脈右數左細，舌苔粉白。胃穀減少，大便燥結，陰分是虛，痰火內擾。本原之病，極難理治，莫作尋常癰而論之。擬仿丹溪法。

（處方）大生地、北沙參、麥冬肉、丹皮、川貝、元武板、川柏、知母、雲苓、瓜蔞霜、火麻仁、生甘草梢、水梨肉。

二診，痛緩便通。

（處方）瓜蔞仁、甘草梢、大生地、川貝、龜板、茯神、整玉竹、北沙參、知母、柏子仁、火麻仁、柏子仁。

（處方）三診

西沙參、生白芍、黃柏、甘草梢、大生地、龜板、柏子仁、水梨肉、麥門附、知母、雲苓。

四診

（處方）鹽水炒熟地、鹽水炒知母、雲苓、旱蓮頭、草梢、鹽水炙龜板、鹽水炒川柏、女貞子、北沙參、麥冬肉。

五診

（處方）大熟地、白芍、雲苓、懷山藥、淡天多、丹皮、女貞子、甘草、西洋參、龜板。

六診

（處方）大生地、生白芍、知母、茯神、麥冬、沙參、白花百合，煎湯代水

案3 劉，左，湖州。七月廿八日。肝腎陰虛，濕熱下注，肛癰成漏，綿延半載。滋水淋漓，陰氙氣更傷。舌紅，苔白糙，脈息細數。難以除根者。仿丹溪法。

（處方）大熟地、雲苓、丹皮、龜板、懷山藥、象牙屑、澤瀉、東白芍。

二診，腹中作脹。

（處方）大熟地、雲苓、丹皮、米仁、懷山藥、象牙屑、澤瀉、橘白、生白芍。

三診

（處方）北沙參、川貝、橘白、福澤瀉、麥門多、白芍、雲苓、

草梢、大熟地、左牡蠣。

四診

（處方）大生地、清阿膠、東白芍、北沙參、麥多肉、甘草梢、象牙屑、龜板、知母、東川柏。

五診

（處方）大生地、歸身、雲苓、丹皮、龜板、白芍、甘草梢、澤瀉、北沙參、米仁。

案4 肖，左，湖州。十一月七日。咳嗽經久，肺熱下移，大腸結為肛癰，潰膿之下，堅腫未化，最慮淹纏成漏。舌苔糙黃，脈來滑數。陰虛體質，怕有失血之虞。

（處方）北沙參、眞川貝、雲茯苓、知母、整玉竹、天花粉、川柏、草梢、甜杏仁、細生地。

二診，咳嗽肋痛，夢泄。

（處方）大生地、雲苓、川貝、藕汁、清阿膠、絲瓜絡、知母、草梢、北沙參、牡丹皮、夜交藤。

三診

（處方）大生地、沙參、川貝、龜板、清阿膠、麥多、甘草、雲苓、象牙屑、生白芍。

第六節　懸癰（計2案例）

案1 解，左，桃花塢。二月十二日。陰虛體質，濕熱下注，三陰結為海底懸砂，潰膿不暢，堅腫未化。其毒留戀，未可泛視，所慮淹纏成漏者。

（處方）小生地、歸身、土貝、澤瀉、生綿耆、赤芍、丹皮、生草、川芎、瓜蔞根。

二診

（處方）生綿耆、赤芍、赤苓、土貝、小生地、瓜蔞根、白桔梗、甘草梢、當歸、連翹。

三診

（處方）小生地、歸身、雲苓、忍冬藤、綿耆皮、赤芍、土貝、甘草梢、丹皮、米仁。

四診

（處方）小生地、歸身、丹皮、生綿耆、赤芍、澤瀉、天花粉、雲苓、甘草。

五診

（處方）小生地、歸身、米仁、忍冬藤、生綿耆、赤芍、土貝、甘草梢、川芎、雲苓。

六診

（處方）瓜蔞、甘草梢、小生地、歸尾、槐米、福澤瀉、生綿耆、赤芍、土貝、丹皮、忍冬藤、廣陳皮。

案2 **蘇，左，下津橋。十月三日。陰虛濕熱下注，結為海底懸癰。雖潰，膿泄不爽，堅腫未化。最慮淹纏成漏者。**

（處方）小生地、赤芍、土貝、生綿耆、天花粉、澤瀉、歸尾、丹皮、甘草梢。

二診

（處方）大生地、白歸身、雲苓、澤瀉、北沙參、赤芍藥、丹皮、甘草梢、生綿耆、龜板。

三診

（處方）大生地、歸身、川柏、雲苓、西洋參、赤芍、知母、甘草、生綿耆、龜板。

四診，剪管。

（處方）潞黨參、歸身、川貝、米仁、大生地、白芍、雲苓、草梢、生耆、龜板。

　　　　五診

（處方）潞黨參、歸身、知母、象牙屑、綿黃耆、東白芍、川
　　　　柏、甘草梢、雲苓、龜板。

　　　　六診

（處方）潞黨參、歸身、川柏、雲苓、綿黃耆、白芍、知母、生
　　　　草梢、大生地、龜板

　　　　七診

（處方）大熟地、山萸肉、丹皮、懷山藥、龜板、澤瀉、潞黨
　　　　參、雲苓、生草梢。

　　　　八診

（處方）潞黨參、懷山藥、雲苓、澤瀉、大熟地、山萸肉、丹
　　　　皮、象牙屑、淡天冬、龜板。

　　　　九診

（處方）象牙屑、山萸肉、黨參、大熟地、歸身、雲苓、澤瀉、
　　　　山藥、白芍、丹皮。

第七節　子癰（計7案例）

案1　宋，右，北圻。六月九日。始因濕溫寒熱，痧穢阻氣，
　　　　左睪丸脹大作痛，漸成子癰。身熱氣促，舌苔乾黃，脈
　　　　息細數，勢有正不克邪之險。

（處方）廣藿梗、金鈴子、陳皮、六一散、炒赤芍、大豆卷、白
　　　　杏仁、大連翹、佩蘭葉、江枳殼、川通草。

　　　　二診

（處方）廣藿梗、薑半夏、金鈴子、赤苓、廣陳皮、紫厚朴、江
　　　　枳殼、炒延胡、赤芍、廣木香、佩蘭葉。

案2　李，左，吳江。七月二日。久瘧陰虛，濕熱下注，肝絡

失宣，左睪丸脹大，囊腫而痛，漸成子癰。舌紅苔黃，脈息細數。且以疏泄分滲。

（處方）老蘇梗、小青皮、土貝、炒延胡、金鈴子、枳殼、益元散、單桃仁、佩蘭葉。

二診

（處方）冬桑葉、赤芍藥、青皮、益元散、全瓜蔞、當歸鬚、牡丹皮、金鈴子、枳殼、佩蘭葉、荷梗、延胡索。

三診

（處方）藿梗、青皮、益元散、赤芍、延胡、炒金鈴、枳殼、佩蘭葉、歸尾木香、通草。

四診

（處方）川黃連、吳茱下、赤芍、黑山梔、澤瀉、益元散、牡丹皮、青皮、土貝母、金鈴、延胡索、橘核。

五診，子癰漸小。

（處方）廣木香、金鈴、炒延胡、赤苓、川黃連、赤芍、小青皮、橘核、枳殼、澤瀉、當歸鬚、佩蘭葉。

六診

（處方）整玉竹、歸身、石決明、丹皮、雲茯苓、柏子仁、白芍、宣木瓜、澤瀉、甘草、淮小麥。

案3 袁，左，德清。七月四日。肝腎陰虛，濕熱下注，子癰成漏。滋水淋漓，睪丸脹大，營衛不和也。舌苔糙，脈息細小。病經三月，藥力難以驟效者。擬養肝泄肝法。

（處方）製首烏、柏子仁、生鱉甲、丹皮、東白芍、雲茯苓、石決明、白歸身、澤瀉、真川貝。

二診，胸悶氣逆，胃呆。

（處方）西洋參、半麯、雲苓、丹皮、石決明、竹茹、金石斛、陳皮、甘草、澤瀉、枳殼、佛手皮。

三診

（處方）西洋參、川貝、生鱉甲、雲茯苓、丹皮、製首烏、陳皮、石決明、佛手皮、澤瀉、草節。

四診

（處方）製首烏、歸身、生鱉甲、雲苓、西洋參、大生地、白芍、左牡蠣、澤瀉、牡丹皮。

五診

（處方）人參鬚、川貝、橘白、雲苓、川石斛、製首烏、歸身、丹皮、甘草、芍藥。

六診

（處方）廣橘白、人參鬚、製首烏、生鱉甲、雲苓、穭豆衣、大生地、生白芍、石決明、生甘草、白歸身。

七診

（處方）人參鬚、歸身、柏子仁、石決明、夜交藤、大生地、白芍、甘草節、生鱉甲、茯苓、眞川貝。

八診

（處方）人參鬚、大生地、柏子仁、白芍、粉甘草、白歸身、生鱉甲、龜板、雲苓、牡丹皮。

九診

（處方）人參鬚、歸身、雲茯苓、丹皮、川石斛、夜交藤、白芍、生甘草、澤瀉、陳皮、鮮稻葉。

十診

（處方）人參鬚、川石斛、炙陳皮、生米仁、雲苓、製首烏、白歸身、牡丹皮、甘草梢、赤芍。

十一診

（處方）人參鬚、白歸身、甘草節、生鱉甲、製首烏、東白芍、川貝母、象牙屑、雲茯苓。

　　　　十二診

（處方）人參鬚、歸身、雲苓、甘草、穭豆衣、製首烏、白芍、
　　　川貝、橘白、象牙屑。

　　　　十三診

（處方）西洋參、半夏、石決明、澤瀉、雲茯苓、金石斛、陳
　　　皮、江枳殼、丹皮、米仁、佛手皮。

　　　　十四診

（處方）西洋參、石決明、嫩鉤鉤、丹皮、生甘草、雲茯苓、白
　　　蒺藜、川貝母、澤瀉、甘菊花、鮮稻葉。

　　　　十五診

（處方）冬桑葉、製半夏、赤苓、石決明、甘菊花、牡丹皮、廣
　　　橘紅、生甘草、嫩鉤鉤、川通草、荷葉邊。

　　　　十六診

（處方）金石斛、江枳殼、川通草、丹皮、廣陳皮、青荷梗、製
　　　半夏、全瓜蔞、赤苓、黑梔、眞川貝、竹茹。

　　　　十七診，暑風已清，濕熱未化，納少胸痞。

（處方）製半夏、炒枳殼、雲苓、福澤瀉、川石斛、瓜蔞皮、廣
　　　橘白、六神麴、生米仁、牡丹皮、川通草、佛手皮。

　　　　十八診

（處方）西洋參、製半夏、川石斛、白歸身、雲茯苓、生穀芽、
　　　製首烏、炙橘紅、甘草節、生白芍、生米仁，煎湯代
　　　水。

　　　　十九診

（處方）人參鬚、歸身、川貝、生鱉甲、雲茯苓、白芍、橘白、
　　　象牙屑。

　　　　二十診

（處方）六味丸，去茱萸、澤瀉、加參鬚、天冬、白芍、交藤、

　　龜板、牙屑。

　　廿一診

（處方）人參鬚、懷山藥、茯苓、甘草、淡天冬、大熟地、白芍、象牙屑、夜交藤、敗龜板。

　　廿二診

（處方）六味丸，去澤瀉，入人參、杜仲、龜板、象牙屑、夜交藤。

　　廿三診

（處方）六味丸，去澤瀉，入參鬚、夜交藤、象牙屑、龜板、左牡蠣、糯稻根鬚。

　　廿四診

（處方）六味丸，去澤瀉，入天冬、參鬚、龜板、象牙屑、杜仲、稻根鬚。

　　廿五診

（處方）人參鬚一錢、山萸肉一錢五、厚杜仲〔溫水炒〕三錢、龜板一兩、懷山藥三錢、大熟地〔溫水炒〕一兩、雲苓四錢、沙苑蒺藜〔鹽水炒〕三錢、象牙屑五錢、女貞子三錢。

　　廿六診

（處方）人參、大熟地、象牙屑、雲苓、麥冬、五味、懷山藥、龜板、杜仲、山萸肉。

　　廿七診

（處方）人參、懷山藥、象牙屑、雲苓、天冬、熟地、山萸肉、龜板、沙苑子、五味子。

　　廿八診

（處方）台人參、炙甘草、淡天冬、麥門冬、雲苓、元武版、大生地、象牙屑、大熟地、五味子、懷山藥、東白芍。

　　編者按：上述處方，原文僅記載五味藥材之劑量：元武
版一兩、大生地五錢、大熟地一兩、五味子五分、東白
芍三錢。

　　廿九診

（處方）人參、熟地、麥冬、龜板、山藥、生地、天冬、炙草、
牙屑、歸身、白芍。

　　編者按：上述處方，原文僅記載九味藥材之劑量：人參
三錢、熟地一兩、麥冬三錢、龜板一兩、山藥三錢、生
地五錢、天冬三錢、炙草五分、牙屑四錢。

　　三十診

（處方）人參鬚二錢、大生地五錢、東白芍二錢、象牙屑五錢、
大熟地一兩、雲苓四錢、淡天冬三錢、麥冬肉二錢、歸
身二錢、龜板一兩、炙甘草五分。

　　膏方：子癰成漏，斂而未痊。

（處方）人參鬚、東白芍、象牙屑、淡天冬、左牡蠣、白歸身、
龜板、大熟地、雲茯神、懷山藥、山萸肉、厚杜仲、炒
蒺藜、夜交藤、粉甘草、清阿膠。

　　上藥，係法制度。用陰陽水，武火煎三汁，濾去渣，再
以文火慢熬至稠厚，將阿膠熔化，次將參鬚湯調和收
膏，磁器收貯。每日早晚，挑膏四五錢，淡鹽湯沖下。

案4 劉，左，北拆。暑濕熱化毒，外候臀部結疽，潰者潰，
腫者腫，毒留不化，慮其滋蔓。

（處方）青蒿梗、牛蒡、赤芍、益元散、牡丹皮、連翹仁、枳殼
、土貝、川通草、佩蘭葉、荷梗。

　　二診，四圍紅暈。

（處方）黃防風、赤芍、甘草梢、角針、瓜蔞根、連翹仁、歸尾
、白桔梗、土貝、陳皮。

　　　　三診

（處方）廣藿梗、淡黃芩、牛蒡、益元散、枳殼、黃防風、連翹、土貝、佩蘭葉、赤芍。

　　　　四診，濕溫蘊滯肝絡，右睪丸脹大，紅腫而痛，已成子癰。寒熱往來已盛，來熱甚速，恐難消退者。

（處方）廣木香、金鈴子、歸尾、澤瀉、小青皮、川黃連、炒延胡、橘核、赤苓、益元散。

　　　　五診，暑濕熱為病。

（處方）廣藿梗、金鈴子、枳殼、益元散、小川連〔淡萸一分，同炒〕、歸尾、白杏仁、炒延胡、赤芍、川通草、薑半夏、佛手皮。

　　　　六診，寒熱。

（處方）佩蘭葉、廣藿梗、青皮、赤芍、澤瀉、牡丹皮、枳殼、冬桑葉、橘核、歸尾、赤苓、黑山梔、佛手皮。

　　　　七診，形寒，身熱得汗而退，蒸膿象也。

（處方）青荷梗、佛手皮、冬桑葉、鬱金汁、瓜蔞、川通草、白杏仁、陳皮、牡丹皮、枳殼汁、桔梗、赤苓、薑半夏、白蔻仁。

　　　　八診，蒸膿寒熱，浮碎流水，大便未下。

（處方）冬桑葉、薑半夏、赤芍、角針、江枳殼、牡丹皮、全瓜蔞、歸尾、桔梗、甘草梢、陳皮。

　　　　九診，已潰，大便未下，胃呆舌厚。

（處方）西洋參、歸身、瓜蔞、甘草、雲苓、生綿耆、赤芍、陳皮、土貝、枳殼、稻葉。

　　　　十診，腐肉未去。

（處方）西洋參、川貝、雲苓、歸身、生綿耆、麥冬肉、橘白、甘草梢、赤芍、鮮稻葉、桔梗。

十一診

（處方）西洋參、歸身、雲苓、忍冬藤、生綿耆、麥門冬、赤芍、甘草、薏苡仁、川貝、稻穀。

編者按：上述處方，原文僅註明一味藥材之劑量：稻穀一兩。

十二診，少腹之下腫硬。

（處方）西洋參、旋覆花、金鈴子、橘核、石決明、火麻仁、夜交藤、當歸鬚、小青皮、蔞仁、柏子仁、藕汁。

十三診

（處方）旋覆花、金鈴子、青皮、澤瀉、當歸鬚、赤芍、夜交藤、眞橘核、丹皮、土貝、柏子仁、鮮藕汁。

十四診，少腹結硬稍軟，囊癰仍然，夜寐不安。

（處方）細生地、夜交藤、川貝、甘草、赤芍、白歸身、石決明、橘白、橘核、茯神、金鈴子。

十五診，少腹結硬未化。

（處方）西洋參、白歸身、金鈴子、橘核、茯苓、丹皮、柏子仁、赤芍、炒延胡、土貝、石決明、鮮藕汁。

十六診，腹痛稍止。

（處方）西洋參、旋覆花、赤苓、澤瀉、赤芍、白歸身、石決明、丹皮、土貝、青皮。

十七診

（處方）西洋參、歸身、橘核、丹皮、雲苓、製首烏、赤芍、甘草、石決明、陳皮、土貝。

十八診，少腹結硬，消未能盡。

（處方）製首烏、雲苓、陳皮、石決明、赤芍、歸身、甘草、土貝、嫩鉤鉤、丹皮、橘核、藕汁。

案5 林，左，唯亭。十月二日。濕溫蘊於肝絡，氣阻不宣，左偏子癰，腫痛，潰膿穿膜通胯，糞從孔出，鳴響作痛，舌白，脈濡。理之棘手。

（處方）川桂木、韭荣根、青皮、雲苓、生白芍、當歸鬚、獖鼠糞、橘核、澤瀉、小茴香。

案6 錢，左，九房巷。十月廿五日。寒凝氣滯，睪丸脹大作痛不已，寒熱往來，漸成子癰。難已消退。

（處方）老蘇梗、金鈴子、橘核、赤苓、赤芍藥、當歸鬚、炒延胡、枳殼、萆薢、荔枝核。

二診

（處方）廣木香、金鈴子、赤芍、澤瀉、小青皮、當歸尾、炒延胡、橘核、赤苓、江枳殼、荔枝核。

三診

（處方）廣木香、金鈴子、歸尾、澤瀉、小青皮、川連子、炒延胡、橘核、赤苓、製香附、荔枝核。

四診，作痛不止，大便溏薄。

（處方）蘇梗、金鈴、橘核、澤瀉、歸尾、茴香、青皮、延胡、赤芍、烏藥、木香、荔枝核。

五診

（處方）老蘇梗、青皮、赤芍、金鈴、全當歸、荔核、淡吳萸、橘核、延胡、澤瀉、小茴香、土貝。

六診

（處方）木香、延胡、橘核、雲苓、歸尾、青皮、金鈴、枳殼、澤瀉、炒赤芍、茴香、荔核。

七診

（處方）旋覆花、金鈴子、當歸尾、獖鼠糞、炒延胡、韭荣根、赤苓、製首烏、小青皮、橘核。

八診

（處方）川桂木、韭菜子、金鈴子、橘核、製香附、當歸尾、貑鼠糞、延胡索、枳殼、小青皮、荔枝核。

九診

（處方）川桂木、青皮、韭菜根、赤苓、當歸尾、廣木香、橘核、貑鼠糞、澤瀉、烏藥、荔核。

十診，腎囊漸小。

（處方）川桂木、香附、韭菜根、雲苓、柏子仁、當歸尾、青皮、貑鼠糞、澤瀉、橘核。

十一診

（處方）桂枝、韭菜根、橘核、牡蠣、雲苓、歸身、貑鼠糞、青皮、澤瀉、白芍、荔核。

十二診

（處方）桂枝、金鈴、白芍、荔核、歸身、青皮、橘核、茴香、澤瀉、延胡。

十三診

（處方）製香附、歸身、金鈴、橘核、柏子仁、小青皮、白芍、延胡、雲苓、木瓜、荔核。

案7 李，左，桃花塢。九月廿三日。風邪引動濕熱，而為寒熱有汗不解，胸悶頭脹，腎囊腫脹流水，勢有作腐之象，乃脫囊是也。來勢甚進，最恐邪陷之險。

（處方）蘇梗、杏仁、廣陳皮、連翹、丹皮、豆卷、薑夏、江枳殼、赤芍、通草、赤苓。

二診

（處方）冬桑葉、薑半夏、赤苓、金鈴子、大連翹、牡丹皮、廣陳皮、通草、眞橘核、江枳殼。

三診

（處方）金鈴子散合化肝煎，加赤苓。

　　　　四診

（處方）萆薢、豬苓、炒延胡、冬朮、赤苓、澤瀉、川柏、青
　　　　皮、金鈴子。

第八節　對口疽（計1案例）

案1 沈，左，嘉善。七月四日。鬱火濕熱，會於督脈循行之
所，正對口疽。起逾五旬，膿雖得而腐不脫。正虛毒戀
猶在，險途也。

（處方）潞黨參、赤芍、土貝、甘草節、製蠶、綿黃耆、陳皮、
　　　　雲苓、歸身、忍冬藤、鮮稻葉，煎湯代水。

　　　　編者按：上述處方，原文僅註明一味藥材之劑量：鮮稻
　　　　葉一兩。

　　　　二診

（處方）潞黨參、赤芍、茯神、廣陳皮、生甘草、綿黃耆、遠
　　　　志、杜仲、夜交藤、歸身。

　　　　三診

（處方）潞黨參、歸身、甘草、厚杜仲、雲苓、製首烏、白芍、
　　　　橘白、川石斛、棗仁。

　　　　四診，新肉漸生。

（處方）潞黨參、歸身、甘草、厚杜仲、雲茯苓、製首烏、白
　　　　芍、橘白、沙蒺藜、鮮稻根。

　　　　編者按：上述處方，原文僅註明一味藥材之劑量：鮮稻
　　　　根一兩。

　　　　五診

（處方）潞黨參、歸身、雲苓、甘草、厚杜仲、製首烏、白芍、

橘白、石斛、薏苡仁。

六診

（處方）潞黨參、歸身、茯神、厚杜仲、炙甘草、製首烏、白
芍、棗仁、川石斛、稻穀。

七診，有時泄瀉。

（處方）潞黨參、歸身、半麴、杜仲、炙甘草、煨薑、炙黃耆、
白芍、廣皮、穀芽、雲苓、大棗。

八診

（處方）台人參、歸身、萆薢、杞子、製首烏、白芍、橘白、杜
仲、雲茯苓。

九診

（處方）製首烏、歸身、茯神、杞子、炙甘草、台人參、白芍、
棗仁、杜仲、橘白。

十診

（處方）人參、首烏、茯神、杞子、麥冬、歸身、棗仁、杜仲、
甘草、白芍。

第九節 偏對口疽（計1案例）

案1 徐，左，平望。八月廿八日。鬱火濕熱，會於太陽督脈
部分，左偏對口疽。起經二候有半，潰眼不一，膿出清
稀，頂平根散，痛不歸中者。毒邪居於半陰半陽之間，
不易透達，深恐裡陷，擬溫通提毒法。

（處方）鹿角屑、歸身、製蠶、土貝、生耆、桔梗、川桂木、赤
芍、角針、茯神、川芎、甘草、茄蒂。

二診

（處方）黃毛毛角一錢、全當歸三錢、製蠶三錢、桔梗一錢、川

　　　　芎七分、茯神三錢、大香菌五只、生綿耆四錢、赤芍二
　　　　錢、角針一錢、遠志七分、陳皮一錢、甘草七分。
　　　　三診
（處方）黃毛毛角、小川芎、製蠶、雲苓、生野於朮、赤芍、大
　　　　有綿耆、全當歸、陳皮、遠志肉、皂角刺、生甘草、鮮
　　　　穀芽，煎湯代水。
　　　　四診
（處方）潞黨參、赤芍、忍冬、桔梗、雲苓、大有耆、陳皮、製
　　　　蠶、歸身、甘草。
　　　　五診，腐肉已去。
（處方）潞黨參、歸身、陳皮、甘草、遠志、有耆、赤芍、土貝
　　　　、茯苓、鮮稻穀。
　　　　六診
（處方）潞黨參、歸身、茯神、忍冬藤、夜交藤、大有耆、白
　　　　芍、甘草、廣橘白、柏子仁、生穀芽。
　　　　七診，胃風復腫，曾有寒熱，神倦無力。
（處方）黃防風、東白芍、雲苓、甘草節、川貝、大有耆、陳皮
　　　　、桔梗、白歸身、夜交藤。
　　　　八診，四圍腫勢稍退，納少，襲風。
（處方）製首烏、赤芍、丹皮、忍冬藤、歸身、大有耆、陳皮、
　　　　茯神苓、甘草節、半夏。
　　　　九診，十月二日。右面目紅腫而痛，納少，受風，疽旁
　　　　腫痛已止。
（處方）綿黃耆、薑半夏、陳皮、甘草、土貝、黃防風、白歸身
　　　　、桔梗、赤芍、枳殼、茯苓。
　　　　十診，六日。右目上胞紅腫，左目浮腫，咳嗽痰多。風
　　　　邪未清也。

（處方）綿黃耆、丹皮、半夏、甘草、赤芍、歸身、防風、茯苓
　　　　、桔梗、陳皮。

第十節　玉枕疽（計1案例）

案1　沈，左，山塘。八月廿五日。鬱火濕熱，會於督脈太陽
　　　部分，右偏玉枕疽。起經十有一日，潰眼不一，膿泄不
　　　爽，頂平根散，色澤紫滯，腫勢延走。邪居於半陰半陽
　　　之間，不易透達，深恐裡陷。擬通疏提毒法。

（處方）川羌活、陳皮、桔梗、角針、全當歸、黃防風、赤芍、
　　　　生草、土貝、白芷、茄蒂。
　　　　二診

（處方）耆皮、當歸、桔梗、角針、川芎、羌活、芍藥、生草、
　　　　製蠶、陳皮、茄蒂。
　　　　三診

（處方）生黃耆、赤芍、土貝、茯神、川芎、全當歸、陳皮、桔
　　　　梗、甘草、製蠶、大香菌。
　　　　四診

（處方）生綿耆、川芎、遠志、茯神〔辰砂拌赤〕、白歸身、野於
　　　　朮、赤芍、生草、土貝、製蠶、生穀芽。
　　　　五診

（處方）潞黨參、白歸身、土貝、忍冬藤、小川芎、綿黃耆、赤
　　　　芍藥、茯神、甘草節、生穀芽、陳皮。
　　　　六診

（處方）潞黨參、歸身、半麯、夜交藤、小川芎、綿黃耆、赤
　　　　芍、雲苓、甘草節、陳皮、生穀芽。
　　　　七診

（處方）黨參、赤芍、遠志、夜交藤、歸身、黃耆、陳皮、甘
草、生穀芽、半麴。

八診

（處方）黨參、歸身、川貝、忍冬、首烏、黃耆、赤芍、茯神、
甘草、陳皮、穀芽。

九診

（處方）潞黨參、歸身、茯神、忍冬、綿黃耆、製首烏、赤芍、
土貝、甘草、生穀芽。

十診

（處方）潞黨參、歸身、雲苓、陳皮、忍冬藤、製首烏、赤芍、
遠志、半麴、甘草、生穀芽。

十一診

（處方）人參鬚、白歸身、半麴、忍冬藤、眞川貝、製首烏、赤
芍、雲神、生甘草、陳皮、生穀芽。

第十一節　偏腦疽（計1案例）

案1　顧，左，觀音山。十月二十日。三陽瘧疾，由來三載，
陰虛濕熱下注，肛癰成漏。遷延八月，陰分更傷，鬱火
濕熱上乘，左偏腦疽。起將四候，木痛無膿，頂平多
白，其毒鬱而不達髮，是乃惡疑。但有時語言錯雜，易
於嘔惡，曾經呃逆。脈左軟右弦數，舌白中光。納穀式
凝，胸悶氣怯。明係痰火內熾，病情冗雜，變險可慮
也。擬提托安神，必佐化痰之品。

（處方）綿黃耆、製蠶、白歸身、廣橘紅、枳殼、甘草節、製半
夏、茯神、赤芍、角針、遠志、鮮竹茹。

二診，懸擬方。

（處方）西洋參、川貝母、白歸身、製僵蠶、遠志肉、雲茯苓、橘紅、赤芍、白桔梗、生草梢、江枳殼、上濂珠粉、二青竹茹。

第十二節　額疽（計1案例）

案1 錢，左，調豐巷。十一月廿四日。陽明濕熱，上乘左額結疽。肉突而腐，膿泄成式微，毒鬱不化，理之非易。

（處方）羚羊角、天花粉、白桔梗、枳殼、赤芍藥、牡丹皮、製蠶、土貝母、甘中黃、連翹仁。

二診

（處方）細生地、赤芍、天花粉、桔梗、牡丹皮、玉竹、橘紅、土貝、甘中黃、製蠶。

第十三節　發背（計3案例）

案1 許，左，北圻。七月七日。左脈沉細，右濡數。舌紅無苔。神蒙，咽語，氣促汗泄，左偏中發背，毒已內陷，平塌無膿。陷脫之機顯著，風波莫測矣。勉擬。

（處方）生西洋參、上濂珠粉〔沖服〕、當歸身、白桔梗、土貝、大有綿耆、抱木茯神、赤芍藥、製蠶、甘草。

編者按：上述處方，原文僅註明一味藥材之劑量：上濂珠粉七分。

案2 朱，左，豆圓粉。七月廿三日。鬱火濕熱會於足太陽經，腎與膀胱相為表裡，督腎陰虛，陽亦衰微，遂致左偏中騎梁發背。起經兩候，潰眼不一，流水無膿，頂平根散，旁有紅暈，界限不分，往來寒熱。苔薄白，脈左濡右數。大毒鬱於半陰半陽之間，不易透達，深恐裡陷

之險。擬溫通提毒法。

（處方）川桂木、陳皮、角針、茄蒂、綿耆皮、全當歸、赤芍、
製蠶、生草、紫草茸、桔梗。

二診

（處方）桔梗、遠志肉、上肉桂〔去粗皮切片煎炒不如末沖服〕、
赤芍、角針、甘草節、全當歸、陳皮、製蠶、大香菌、
大有耆。

編者按：上述處方，原文僅註明一味藥材之劑量：上肉
桂四分。

三診

（處方）大有耆、當歸、製蠶、甘草、上肉桂、野於朮、赤芍、
陳皮、稻穀、川芎、角針。

四診

（處方）上肉桂、全當歸、角針、白桔梗、大有耆、野於朮、小
川芎、製蠶、甘草節、赤芍藥、遠志。

編者按：上述處方，原文僅註明三味藥材之劑量：上肉
桂四分、大有耆四錢、甘草節七分。

五診

（處方）大有耆、川芎、角針、白桔梗、全當歸、野於朮、赤
芍、製蠶、甘草節、遠志肉、陳皮。

編者按：上述處方，原文僅註明一味藥材之劑量：大有
耆四錢。

六診

（處方）潞黨參、歸身、廣陳皮、甘草節、大有耆、野於朮、赤
芍、製蠶、大香菌、川芎、雲苓。

七診

（處方）潞黨參、歸身、陳皮、甘草、鮮稻穀、杜仲、製首烏、

雲苓、白芍、米仁、綿黃耆。

案3 姚，左，七月廿二日。鬱火濕熱交蒸，左脾肚發背，復兼騎梁發背。起竟三候，流水無膿頂，平根散，色澤紫滯，不甚知痛。脈息濡數，舌紅苔少。陰分素虛，毒火蘊而不達，怕有內陷之險。擬提托法。

（處方）生綿耆、桔梗、角針、生草、赤芍、全當歸、陳皮、土貝、茄蒂、製蠶、紫草茸。

二診

（處方）上肉桂、當歸、製蠶、大香菌、赤芍、大有耆、川芎、角針、雲茯神、桔梗、生草。

第十四節 胸中疽（計1案例）

案1 李，左，高板橋。正月十一日。胸中結疽，流水無膿，頂平根散，色紅帶紫。鬱火濕熱交蒸也。

（處方）活命飲。

二診

（處方）生綿耆皮、全瓜蔞、土貝母、角針、赤芍藥、當歸身、陳皮、生草梢、茄蒂、桔梗。

三診

（處方）有黃耆、赤芍、陳皮、土貝、桔梗、生草、歸身、桔梗根、角針、紫茸、雲苓、忍冬藤。

四診

（處方）大有耆、赤芍、製蠶、甘草、歸身、忍冬藤、製冬朮、陳皮、土貝、冬筍尖、雲苓。

五診

（處方）西洋參、歸身、製蠶、甘草、甜冬朮、大有耆、赤芍、

　　土貝、忍冬藤、陳皮。

　　六診

（處方）西洋參、歸身、製半麴、忍冬藤、生綿耆、甜冬朮、赤
　　芍、製陳皮、甘草、雲苓。

　　七診

（處方）西洋參、歸身、雲苓、生甘草、綿耆皮、小生地、赤
　　芍、忍冬藤、生穀芽、橘白。

　　八診

（處方）丹皮、雲苓、甘草節、西洋參、歸身、陳皮、土貝、忍
　　冬藤、綿耆皮、赤芍。

　　九診，右腋結疽堅硬。

（處方）西洋參、歸身、陳皮、忍冬藤、綿耆皮、雲茯苓、赤芍
　　、土貝、生草梢、花粉。

　　十診

（處方）西洋參、赤芍、土貝、歸身、製首烏、陳皮、忍冬藤、
　　雲苓、甘草。

　　十一診

（處方）西洋參、白芍、生鱉甲、忍冬藤、歸身、製首烏、川
　　貝、雲苓、生甘草、丹皮。

　　十二診，疽已漸入佳境。

（處方）製首烏、歸身、橘皮、甘草、料豆衣、西洋參、白芍、
　　雲皮、忍冬藤、眞川貝。

第十五節　肩疽（計1案例）

案1　頂，左，觀音山。七月十日。暑風濕熱，襲鬱太陽之
　　絡，右肩疽，雖潰膿未外泄，頂平根散，竄頭不一。復

兼天疱瘡，身熱不解，牙關緊閉。脈息濡數。邪鬱不達，慮其昏陷之險。

（處方）陳香薷、防風、枳殼、益元散、廣藿梗、牛蒡、白杏仁、土貝、薄荷葉、淡芩、赤芍。

二診

（處方）前胡、藿梗、防風、杏仁、枳殼、赤芍、柴胡、荊芥、牛蒡、製蠶、土貝母、桔梗、鮮荷葉。

第十六節　石榴疽（計1案例）

案1　胡，右，北碼頭。九月三日。濕火化毒，挾痰痹絡，左肘石榴疽。腐潰流水，旁圍作腫硬作痛巨盛。毒鬱不化，勢非輕視者。擬清化宣絡法。

（處方）羚羊角、牡丹皮、雲茯苓、絲瓜絡、歸鬚、生耆皮、赤芍、土貝母、甘草節、天花粉、忍冬藤。

二診

（處方）羚羊角、赤芍、甘菊、廣皮、鮮歸身、細生地、花粉、淡芩、土貝、地骨皮。

三診

（處方）羚羊角、赤芍、陳皮、甘草節、歸身、細生地、丹皮、雲茯苓、絲瓜絡、天花粉、土貝。

四診

（處方）生耆皮、赤芍、土貝、甘草節、歸身、赤苓、川芎、天花粉、製半麯、忍冬藤、陳皮、生穀芽。

五診

（處方）生耆皮、赤芍、陳皮、絲瓜絡、金石斛、赤苓、白歸身、花粉、半夏、生甘草、枳殼、生穀芽。

六診，屈伸不利。

（處方）生綿耆、陳皮、雲苓、絲瓜絡、白歸身、半夏、米仁、夜交藤、赤芍藥、川貝。

第十七節　腿疽（計1案例）

案1 徐，左，西津橋。七月十七日。素有紅症，陰虛內熱，所謂少陰不足，陽明有餘也。今者時令，暑濕熱深絡中，右腿下面結疽。起經旬日，雖已破頭，膿未外泄。出血不已，有盈碗成盆之多。抽脹而痛，根圍且硬，寒熱往來。舌紅苔糙，脈息小數。腑氣燥結，小溲短赤。一派暑熱迫傷陽絡，血熱妄行之象也。擬氣血兼並清法。

（處方）香犀角、生石膏、黑山梔、肥知母、銀花炭、赤苓、鮮生地、炒黑丹皮、炒赤芍、懷牛膝、側柏炭、甘草、鮮藕節、白茅根、荷花露。

二診，脈數已緩，舌質仍紅，腿疽流血漸止，痛勢亦可。稍有膿泄，泄而不多。其色瘀紫。究屬營絡之中，熱留未化也。擬清營化毒法。

（處方）犀角汁、牡丹皮、花粉、知母、忍冬藤、白茅根、鮮生地、赤芍、連翹仁、川貝、西瓜翠衣、益元散。

三診

（處方）綿黃耆、桑白皮、大連翹、土貝、甘草節、細生地、地骨皮、花粉、忍冬藤、絲瓜絡。

第十八節　肚脂（計1案例）

案1 王，左，蔞門。七月十一日。暑濕熱化毒，結為肚脂。

起經二候，潰眼不一，形為蜂巢，色澤紫滯，根圍散漫，勢如盤旋。舌糙中剝，脈細數。毒鬱於裡，怕即內陷之險。擬提托法。

（處方）大有耆、川芎、陳皮、製蠶、白桔梗、歸身、川芍、瓜蔞根、土貝、甘中黃、大香菌。

第十九節 腎囊疽（計1案例）

案1 何，左，廟前。七月十日。右脈沉，左細數。舌苔黃厚。大便燥，小溲短少，灼熱胃呆，左胯及腎囊疽毒。起經半月，潰者潰，腫者腫。已潰者，血多膿少。堅腫不化者，肝火濕熱並盛也。

（處方）細生地、牡丹皮、當歸尾、細木通、澤瀉、龍膽草、大連翹、黑山梔、車前子、甘草梢。六神丸二、三十粒。

第二十節 脫疽（計1案例）

案1 趙，左，黃鶴坊橋。六月廿八日。濕熱大鬱化毒，右足指脫疽，流水無膿，腐潰氣穢，色黑皮木，不知痛癢，勢有節骨脫落之慮。擬清托法。

（處方）綿黃耆、赤芍、冬朮、人中黃、赤苓、當歸尾、黑大豆、漢防己、丹皮、澤瀉。

二診

（處方）綿耆、赤芍、黑大豆、懷牛膝、人中黃、歸尾、丹皮、赤苓、澤瀉、鮮桑枝、防己。

三診

（處方）甜冬朮、漢防己、歸尾、米仁、澤瀉、赤苓、赤茯苓、赤芍、丹皮、人中黃、黑大豆、鮮桑枝。

　　　　四診

（處方）綿黃耆、歸尾、雲苓、生草、赤芍、甜冬朮、丹皮、米
　　　　仁、桑枝、澤瀉、懷牛膝。

第二十一節　頭面火瘤（計1案例）

案1　袁，幼，蓮花兜。七月二日。九月嬰孩，暑風濕熱，鬱
　　　　蒸化毒，頭面火瘤，腐潰流水，脾敗無膿，大便泄瀉，
　　　　身熱不解，目光上竄，口如魚口，舌苔黑糙。其邪深入
　　　　厥少，勢有面厥閉之危，風波莫測也。

（處方）廣藿梗、牡丹皮、茯神、甘中黃、冬桑葉、連翹、土貝
　　　　、荷葉、羚羊角、鉤鉤、炒淡芩。

第二章 瘰瘤、喉、口舌

第一節 失營 （計1案例）

案1 孫，左，船上。七月廿二日。鬱怒傷肝，思慮傷脾，肝脾鬱火蒸灼生痰，痰痹於絡，右耳根失榮。起經十有餘年，漸次長大，塊磊高突，腐潰翻花，流水氣穢。舌苔剝落，脈來細數。耄耋之年，當此病魔，何能勝任耶？勉擬方，再請高賢酌之。

（處方）西洋參、生白芍、茯神、川貝、石決明、製首烏、炒丹皮、遠志、甘草、嫩鉤鉤、藕汁。

第二節 馬刀挾癭 （計1案例）

案1 葛，左，盛澤。正月廿二日。脈左細弦，右滑濡弦。為木旺，滑必有痰，痰即有形之火，火即無形之痰，木旺生風，風陽上旋，始因左偏頭痛，顛頂為甚，繼而左右可根之。下結為馬刀挾癭，其核堅硬腫痛連喉道，痰多黏膩，咽物有礙，如是者百日矣。舌苔黃厚，口乾唇燥，腑氣閉結，納穀式凝。肝膽之病，當其春升，益助其勢，陰液暗傷，痰火日盛，莫可制也。擬育陰制火，咸降化痰法。

（處方）生地、石決明、生西洋參、廣橘紅、牡丹皮、川貝、嫩鉤鉤、雲茯苓、柏子仁、鮮竹瀝、上濂珠〔研細沖〕。

編者按：上述處方，原文僅註明一味藥材之劑量：上濂珠三分。

二診，咽癧痰多。

（處方）大生地、眞川貝、石決明、甘草、金石斛、西洋參、雲
　　　　茯神、嫩鉤鉤、瓜蔞、炒枳殼、上濂珠、鮮竹瀝、陳皮
　　　　〔泡湯沖〕。

　　　　編者按：上述處方，原文僅註明三味藥材之劑量：上濂
　　　　珠三分、鮮竹瀝一兩、陳皮一錢。

第三節　痰癭（計2案例）

案1　朱，左。六月三日。木鬱失調，鬱則生火，火盛生痰，
　　　　痰痹於絡，右腰軟肉之間結為痰癭。起經七載，漸次長
　　　　大，形如覆碗，色澤帶紫，時癢時痛。肝病顯然，不宜
　　　　成潰，潰則難於收斂者。

（處方）四製香附、眞川貝、丹皮、石決明、白歸身、東白芍、
　　　　廣橘白、茯苓、海浮石、白蒺藜、大地栗、陳海蟄，煎
　　　　湯代水。

　　　　編者按：上述處方，原文僅註明二味藥材之劑量：大地
　　　　栗四個、陳海蟄一兩。

　　　　二診

（處方）製首烏、白蒺藜、川貝、石決明、牡丹皮、東白芍、甘
　　　　菊花、橘紅、嫩鉤鉤、夏枯草、雲苓。

案2　載，常熟。七月七日。右少腹痰癭，起經數載，潰已五
　　　　月，膿水清稀，結腫不化。營衛不和，痰凝氣聚使然，
　　　　最難結局也。

（處方）四製香附、白歸身、甘草節、石決明、雲茯苓、野於朮
　　　　、東白芍、眞川貝、陳皮、夜交藤。

第四節　右額痰瘤（計1案例）

案1 沈，右，吳江。肝鬱氣阻，挾痰凝聚，右額痰瘤。起經一載，漸次長大，色白木痛。情志之病，藥力難以驟效者。

（處方）陳香附、陳膽星、牡丹皮、半夏、橘紅、茯苓、白蒺藜、川貝母、鮮藕肉、風化硝、遠志。

第五節　天柱痰瘤（計1案例）

案1 周，左，船上。六月六日。脈來弦滑，舌苔薄白，天柱痰瘤。起經三載，結核堅腫，色白，天柱木痛。本原之病，藥難驟效。

（處方）甜冬朮、製首烏、雲茯苓、薑半夏、廣陳皮、白蒺藜、風化硝、陳膽星、浮石、昆布。
　　　　二診
（處方）甜冬朮、薑半夏、雲茯苓、廣橘紅、白蒺藜、白芥子、浮石、昆布、粉甘草、陳膽星。

第六節　右頸痰瘤（計1案例）

案1 朱，左，雞毛場。十月廿二日。中虛積飲，咳吐黏痰，動則氣促，胃穀減少。右頸痰瘤，潰膿不爽，餘堅未化。脈右濡，左部弦滑。乃本原之病也，藥力難效。

（處方）潞黨參、野於朮、雲茯苓、杜蘇子、白杏仁、薑半夏、廣橘紅、旋覆花、瓦楞子、粉甘草。

第七節　鼻孔痰瘤（計1案例）

案1 蔣，右，七月十一日。肺開竅於鼻，肺氣鬱則生火，火

　　盛則生痰，痰火痹絡，鼻孔痰瘤結腫。起經三載，漸次
　　長大，色白木痛，難以消退。

（處方）桑白皮、川貝、瓜蔞皮、雲苓、白蒺藜、竹茹、白杏
　　　　仁、橘紅、白桔梗、甘草、黑梔、枇杷葉。

　　二診

（處方）陳膽星、雲苓、白蒺藜、橘紅、白桔梗、川貝、風化
　　　　硝、桑白皮、甘草、鮮竹茹。

　　三診

（處方）桑白皮、白杏仁、橘紅、全瓜蔞、風化硝、地骨皮、川
　　　　貝、雲苓、白桔梗、粉甘草、鮮竹茹。

　　四診，八月初五日。

（處方）桑白皮、白蒺藜、雲苓、風化硝、眞川貝、枇杷葉、白
　　　　杏仁、廣橘紅、生甘草、海浮石、牡丹皮、鮮竹茹。

第八節　血瘤（計2案例）

案1　胡，左，北圩。七月廿二日。肝火挾痰，凝聚左乳頭之
　　下，結為血瘤，色紅堅腫。遷延八月，不宜成潰，藥力
　　冀其遲破為妙。

（處方）鮮首烏、眞川貝、橘紅、石決明、赤芍藥、牡丹皮、黑
　　　　山梔、雲苓、嫩鉤鉤、夏枯草。

　　二診

（處方）鮮首烏、牡丹皮、川貝、赤芍、嫩鉤鉤、石決明、黑山
　　　　梔、橘核、雲苓、小青皮、藕汁。

　　三診，色紅而腫，形如栗大。

（處方）鮮首烏、製半夏、川石斛、甘草、牡丹皮、廣橘紅、雲
　　　　苓、藕汁、石決明、鉤鉤。

　　　四診，光潰流水。

（處方）製首烏、白歸身、橘紅、雲苓、藕肉、東白首、川貝、
　　　丹皮、甘草、石決明、鉤鉤。

案2　陳，右，正義。十二月十七日。右耳根血瘤翻花，肉突
　　　如菌，頻頻出血，由肝鬱化火挾痰而成。

（處方）大生地、生白芍、牡丹皮、川貝、橘紅、茯苓、石決明
　　　、鉤鉤、藕汁、遠志、棗仁。
　　　二診

（處方）生地黃、生白芍、稽豆衣、丹皮、川貝、橘紅、石決
　　　明、鉤鉤、雲苓、甘草。

第九節　肉瘤（計1案例）

案1　吳，左，南潯。八月六日。鬱怒傷肝，思慮傷脾，肝脾
　　　氣鬱，鬱則生火，火盛生痰，痰隨氣阻，左腿下面結為
　　　肉瘤。起經十有七載，漸次長大，腐潰翻花，滋水淋
　　　漓，或時出血。舌苔糙黃，脈來濡細。本原情志之病，
　　　藥難奏效。

（處方）人參鬚、白歸身、東白芍、遠志肉、川貝、橘白、甘草
　　　節、左牡蠣、藕汁。

第十節　胎瘤（計1案例）

案1　楊，左，海門。八月廿一日。左太陽胎瘤，起經五十一
　　　載，漸次長大，塊磊高突，按之已軟。勢欲為潰，潰則
　　　恐其流血。變險莫測也。

（處方）鮮首烏、牡丹皮、生白芍、川貝、陳皮、茯神、甘草、
　　　石決明、丹皮、嫩鉤鉤、夏枯草。

第十一節　渣瘤（計1案例）

案1　許，左，城裡。十一月廿六日。右臀下渣瘤，起經三十餘年，腐潰翻花，肉突如菌。營衛不和，滋痰凝聚而成。如斯沉疴，非計日所能奏效者。

（處方）二陳湯加黨參、冬朮、製首烏、歸身、白芍、牡蠣。

第十二節　瘰癧（計1案例）

案1　祝，右，護街龍。六月十七日。脈來細澀，舌白中心罩黃，牙宣出血，口味或甜或苦，右頸瘰癧，塊磊堅硬，膚色泛紫，時痛時制止，竄生左頸。此係木鬱，鬱則生火，火盛生痰，痰痹絡中也。病屬內因，藥難驟效。擬育陰泄木，咸降化痰法。

（處方）中生地、西洋參、夏枯草、炒丹皮、黑山梔、淡昆布、川貝、象貝、炙橘紅、金石斛、雲茯神、石決明、鮮荷葉、鮮藕汁。

二診，牙宣出血，痰癧作痛，蒸膿。

（處方）西洋參、牡丹皮、川貝母、雲苓、大生地、生鱉甲、麥冬肉、黑山梔、炙橘紅、石決明、川石斛、藕汁。

三診，痰癧已潰，牙宣已止。

（處方）西洋參、花粉、生鱉甲、懷膝、整玉竹、麥冬肉、知母、炒丹皮、茯苓、川貝。

第十三節　痰癧（計6案例）

案1　武，左，白蓮橋。七月十八日。左頸痰癧，起經半載，

成管不斂，堅硬不化。陰虛痰火痹絡，藥力難以驟效。

（處方）大生地、牡丹皮、夏枯草、淡昆布、川貝母、北沙參、
　　　　橘紅、雲苓、左牡蠣、地骨皮。

　　　　二診，近受暑濕兼有火癤。

（處方）北沙參、廣陳皮、牡丹皮、赤芍、土貝、桑白皮、夏枯
　　　　草、青蒿子、甘草、地骨皮、荷梗。

　　　　三診

（處方）北沙參、牡丹皮、黑山梔、川貝、海浮石、白杏仁、地
　　　　骨皮、粉甘草、橘紅、石決明。

　　　　四診

（處方）羚羊角、青蒿、土貝、六一散、赤芍、丹皮、連翹、川
　　　　通草、青荷梗、枳殼。

　　　　五診

（處方）製首烏、牡丹皮、川貝、石決明、北沙參、生鱉甲、雲
　　　　苓、橘紅、左牡蠣。

　　　　六診，七月二日。

（處方）整玉竹、丹皮、生鱉甲、甘草、雲苓、製首烏、川貝、
　　　　石決明、鉤鉤、橘紅。

　　　　七診

（處方）北沙參、炒丹皮、川貝、石決明、雲茯苓、中生地、夏
　　　　枯草、橘紅、鉤鉤、海浮石。

　　　　八診

（處方）製首烏、橘紅、炒丹皮、眞川貝、整玉竹、茯苓、石決
　　　　明、生鱉甲、鉤鉤。

案2 劉，左，中街路。九月廿四日。左頸痰癧累累成串，已
經二載，漸次長大，屢屢失血，咳嗆頻頻，舌紅脈細。
病屬本原，極宜靜養善調，冀其由漸消退不破為吉。擬

養陰陰制火，咸降化痰主之。

（處方）大生地、牡丹皮、左牡蠣、元參心、北沙參、淡天冬、
　　　　眞川貝、海浮石、夏枯草、雲苓、鮮藕汁。

二診

（處方）女貞子、鮮藕汁、西洋參、東白芍、眞川貝、雲茯苓、
　　　　夏枯草、大生地、牡丹皮、廣橘紅、嫩鉤鉤、石決明、
　　　　左牡蠣。

三診

（處方）大生地、大白芍、麥冬肉、川貝母、知母、左牡蠣、清
　　　　阿膠、北沙參、雲茯神、甘草、昆布、鮮藕汁。

案3 徐，幼，太平橋。十月二日。陰虛體質，暗生內熱，蒸
　　　爍生痰，痰痹於絡，左頤痰癧，起經一載，潰孔成管，
　　　膿水淋漓，頦下餘核累累不一。右肘流痰，亦已潰泄，
　　　膿水無多。氣陰並乏，舌色光紅，脈情細小。本原病
　　　也，藥力善調，冀其緩緩圖功。擬養陰制火，佐以降
　　　痰。

（處方）大生地、川貝、生鱉甲、雲苓、麥冬肉、北沙參、橘紅
　　　　、左牡蠣、蒺藜、丹皮、川石斛。

二診

（處方）大生地、東白芍、川貝母、川石斛、雲苓、北沙參、炙
　　　　甘草、廣橘皮、雲苓、懷山藥、生鱉甲。

三診

（處方）製首烏、川貝、粉丹皮、左牡蠣、製於朮、北沙參、橘
　　　　紅、川石斛、海浮石、茯苓。

案4 蔣，左，南潯。十一月四日。脈細滑數，舌紅苔少，陰
　　　分素虛，痰火有餘也，左右頸間結為痰癧，已經六載。
　　　中秋之前，襲風咳嗽，化火傳入少陽，而為鼻痔，左右

皆有，結核腫作脹，窒塞不通，由來三月。此太陰足手陽同病，非計日所能奏效者。

（處方）竹茹、枇杷葉、羚羊角、白蒺藜、橘紅、枳殼、丹皮、茯苓、桑葉、川貝母、甘菊花、桔梗、杏仁、生草。

案5 鮑，右，下津橋。十一月七日。八脈不調，經事參前，陰虛木鬱，鬱則生火，火盛生痰，痰痹於絡，左右頸間結為痰癧，累累成串，竄生腋間，由來三月，漸次長大。舌紅苔糙，脈情細小。病屬本原，藥力難於驟效。擬仿八味逍遙散加減。

（處方）大生地〔浮石粉砂〕、製香附、白芍、石決明、蒸於朮、鱉血拌柴胡、牡丹皮、歸身、川貝、黑山梔、雲苓。

二診

（處方）大生地、川貝母、牡丹皮、黑山梔、橘紅、白芍、製於朮、製香附、瓦楞子、茯苓、歸身、藕汁。

三診

（處方）大生地、牡丹皮、白芍、橘紅、夏枯草、製香附、黑山梔、川貝、雲苓、石決明、鉤鉤。

案6 高，左，高師巷。十二月十二日。脈左細右數，舌紅苔糙，頦下痰癧結核累累，由來已久。近起腹膨而痛，肝脾不和，診有停滯也。且擬疏和治其內。

（處方）江枳殼、半夏〔薑製〕、神麴、澤瀉、木香汁、甜冬朮、陳皮、麥芽、赤苓、萊菔子。

第十四節　鎖喉痰癧（計1案例）

案1 陸，船上。正月十日。失血之後，陰虛，痰火上乘結為鎖喉癧，外喉腫脹，色白木痛。舌白，脈滑細，諸氣膹

鬱，皆屬於肺也。

（處方）杜蘇子、黑山梔、橘紅、海浮石、眞川貝、雲苓、白杏
　　　　仁、桑白皮、瓜蔞、枇杷葉、牡丹皮、竹茹。

　　　　二診

（處方）冬桑葉、白杏仁、牡丹皮、黑山梔、茯神、甘草、浮
　　　　石、蛤殼、杜蘇子、眞川貝、橘紅、鮮竹茹。

第十五節　托腮痰癧（計1案例）

案1 陳，右，長邑前。正月九日。右托腮痰癧腫硬作痛，形
　　　　寒身熱，形痛胸悶，舌白，脈濡數。有蒸膿之象，慮其
　　　　轉重。

（處方）柴胡、防風、製蠶、土貝母、連翹、牛蒡、杏仁、枳殼
　　　　、荊芥、桔梗。

　　　　二診

（處方）柴胡、防風、連翹、桔梗、赤芍、土貝、牛蒡、杏仁、
　　　　馬勃、枳殼、製蠶、陳皮。

　　　　三診

（處方）桑葉、連翹、瓜蔞、製蠶、橘紅、生草、牛蒡、桔梗、
　　　　赤芍、土貝、杏仁、枇杷葉。

　　　　四診，托腮痰癧已潰。

（處方）生耆、瓜蔞根、桔梗、生草、赤芍、羚羊角、雲茯神、
　　　　土貝、竹茹、橘紅、絲絡。

　　　　五診

（處方）生綿耆、桔梗、絲瓜絡、赤芍、雲苓、陳皮、生草、土
　　　　貝、天花粉、竹茹。

　　　　六診

（處方）整玉竹、茯神、橘紅、浮石、桑白皮、西洋參、川貝、甘草、丹皮、花粉、竹茹。

第十六節　對口痰癧（計1案例）

案1 陶，右，馬鞍濱。正月十九日。三陰虛久，三陰並虧，濕熱蒸痰結為對口痰癧，腫脹而痛，往來寒熱，成膿象也。擬疏通提毒法。

（處方）眞人活命飲加茹蒂

二診，對口痰癧，刺潰，膿出頗多。

（處方）生耆皮、赤芍、桔梗、甘草、白歸身、陳皮、茯苓、土貝、川芎、製蠶。

第十七節　風痰（計2案例）

案1 金，右，王樞蜜巷。九月六日。風溫挾痰，痹阻太少二陽之絡，左纏頸風痰。起經四候，堅硬而痛，色白不變，形熱頗大，牙關不利，寒熱往來。舌白，脈細。其邪鬱而不達，愼仿內陷之險。擬仿如聖飲意。

（處方）柴胡、當歸、赤芍、防風、廣陳皮、羌活、川芎、白芷、薑半夏、烏藥、甘草。

二診

（處方）柴胡、防風、羌活、赤芍、陳皮、當歸、生草、川芎、半夏、烏藥。

三診，蒸膿之象。

（處方）綿黃耆、黃防風、製半麴、土貝、赤芍、歸身、角針、陳皮、甘草節、桔梗、茯神。

四診，開潰。

（處方）西洋參、雲茯苓、生耆、鉤鉤、橘白、歸身、絲瓜絡、
　　　　赤芍、生草、眞川貝。

　　　　五診

（處方）人參鬚、川貝、茯神、甘草、歸身、綿黃耆、赤芍、淮
　　　　小麥、棗仁、橘白、夜交藤。

　　　　六診，汗泄頻頻，旁圍起瘰，流水滋蔓。

（處方）人參鬚、川石斛、歸身、丹皮、雲茯神、綿黃耆、川貝
　　　　、赤芍、麥冬、甘草節。

　　　　七診，汗泄未止。

（處方）人參鬚、酸棗仁、綿黃耆、白歸身、雲茯神、眞川貝、
　　　　甘草節、川石斛、東白芍、夜交藤。

　　　　八診

（處方）生穀芽、熟穀芽、人參鬚、歸身、川貝母、川斛、夜交
　　　　藤、茯神、蒸於朮、白芍、炙橘白、甘草、綿黃耆、川
　　　　斛。

　　　　編者按：上述處方，原文僅註明二味藥材之劑量：生穀
　　　　芽、熟穀芽各三錢。

　　　　九診

（處方）人參鬚、白歸身、川貝、甘草、綿黃耆、製於朮、赤
　　　　芍、陳皮、茯苓、絲瓜絡、穀芽。

案2　宋，左，吳江。九月十四日。風邪挾痰痹阻少陽陽明，
　　　　左纏頸風痰漫腫而痛，痛連喉道，咽物有礙。舌苔糙
　　　　黃，脈息滑數。有升逆痰阻之變，不可忽也。

（處方）柴胡、蘇子、防風、桔梗、枳殼、土貝、牛蒡、赤芍、
　　　　杏仁、橘紅、製蠶、枇杷葉。

　　　　二診

（處方）柴胡、防風、橘紅、僵蠶、赤芍、連翹、牛蒡、杏仁、

　　　　桔梗、土貝、瓜蔞、枳殼、枇杷葉。

　　　　三診

（處方）桑葉、防風、製蠶、連翹、赤芍、牛蒡、杏仁、瓜蔞、
　　　　桔梗、土貝、橘紅。

　　　　四診

（處方）桑葉、赤芍、防風、桔梗、牛蒡、製蠶、丹皮、陳皮、
　　　　瓜蔞、土貝、杏仁、生草。

　　　　五診，勢必成膿。

（處方）冬桑葉、赤芍、陳皮、牛蒡、羚羊角、白杏仁、製蠶、
　　　　連翹、角針。

　　　　六診，正在蒸膿。

（處方）羚羊角、瓜蔞、赤芍、角針、牛蒡子、牡丹皮、連翹、
　　　　橘紅、土貝、桔梗。

　　　　七診，刺潰。

（處方）生綿耆、雲苓、赤芍、土貝、生草、西洋參、橘紅、桔
　　　　梗、瓜絡、鮮穀芽、川石斛。

　　　　八診

（處方）西洋參、歸身、橘紅、茯苓、生麥芽、大有耆、赤芍、
　　　　土貝、夜交藤、生穀芽、生草。

　　　　九診，痛緩胃醒。

（處方）西洋參、川貝母、歸身、甘草、大有耆、麥門冬、廣橘
　　　　紅、赤芍、茯神、川斛。

　　　　十診

（處方）大有耆、白歸身、川貝母、甘草節、雲茯苓、西洋參、
　　　　赤芍藥、陳皮白、絲瓜絡、夜交藤、生穀芽。

　　　　十一診，旁圍堅硬，色紅，防其攻頭。

（處方）大有耆、薑半夏、白蒺藜、雲茯苓、赤芍藥、白歸身、

陳皮、夜交藤、薑竹茹、甘草節、土貝母。

編者按： 上述處方，原文僅註明一味藥材之劑量：大有
耆三錢。

十二診

（處方）大有耆、雲茯苓、白歸身、夜交藤、赤芍、白蒺藜、石
決明、薑半夏、廣橘紅、生草、嫩鉤鉤、鮮竹茹。

十三診

（處方）西洋參、絲瓜絡、廣陳皮、製半夏、歸身、生綿耆、雲
茯苓、製香附、甘草節、赤芍、嫩鉤鉤、夜交藤。

十四診

（處方）製首烏、白歸身、川貝、雲苓、綿黃耆、北沙參、赤芍
藥、陳皮、甘草、絲瓜絡。

第十八節 痰串（計2案例）

案1 顧，左，松江。十月十二日。風火痰痹於少陽陽明之
絡，右腮頤痰串，潰膿不順，膿泄不暢，毒有所積，頸
間紅腫已有竄頭之象。脈左細右滑數，舌紅薄苔。此體
質陰虛，痰火有餘也。

（處方）羚羊角、整玉竹、川貝、海浮石、牡丹皮、雲茯苓、橘
紅、鉤鉤、甘草、鮮竹茹。

二診

（處方）整玉竹、金石斛、眞川貝、赤芍、牡丹皮、天花粉、炙
橘紅、石決明、雲苓、甘草、鉤鉤。

案2 徐，左，虹橋。十二月六日。頸間痰串，結核累累，痰
聲上下，甚至嘔吐。舌苔白，脈滑細，症屬陰虛，理之
非易者。

（處方）杜蘇子、萊菔子、白杏仁、廣陳皮、製半夏、江枳殼、
　　　　雲苓、風化硝、鮮竹瀝、海浮石、蒺藜。

二診

（處方）杜蘇子、白杏仁、薑半夏、陳皮、枳殼、全瓜蔞、甘
　　　　草、風化硝、陳菔子、茯苓、海浮石、竹瀝〔薑汁沖〕。

三診

（處方）杜蘇子、白芥子、全瓜蔞、陳皮、風化硝、竹瀝、萊菔
　　　　子、江枳殼、白杏仁、半夏、雲茯苓、枇杷葉。

四診

（處方）桑葉、姜半夏、雲苓、風化硝、蒺藜、丹皮、橘皮、全
　　　　瓜蔞、生甘草、枳殼。

五診，痰聲又起。

（處方）杜蘇子、薑半夏、雲苓、蒺藜、白芥子、鮮竹瀝〔薑汁
　　　　和沖〕、萊菔子、廣橘紅、風化硝、甘草、江枳殼。

第十九節　痰胞（計1案例）

案1 費，右，宋家橋。七月廿一日。舌下痰胞結腫木痛，面
浮肢重，腹膨作脹，脈息濡滑。內外病情，理之非易
者。

（處方）金石斛、赤苓、江枳殼、二青竹茹、廣橘紅、生草、萊
　　　　菔子、薏苡仁、薑半夏、白芥子。

二診

（處方）紫厚朴、半夏、萊菔子、豬苓、眞穹朮、陳皮、白芥
　　　　子、澤瀉、帶皮苓、枳殼、冬瓜皮。

三診

（處方）眞穹朮、廣皮、萊菔子、大腹皮、豬苓、澤瀉、赤茯

苓、紫厚朴、白芥子、五加皮。另取冬瓜皮、陳麥柴，
二味煎湯代水。

第二十節　絡痰（計1案例）

案1 沈，左，震澤。七月十二日。素有遺泄，少陰陰虛，少
陽相火上炎，火盛生痰，痰生熱，熱生風，風火痰痹
絡，左鼻絡痰結腫，按之堅硬，腫而木痛，鼻淵流涕，
舌薄苔白，脈右滑細左數，胃穀減少，腑氣燥結。病經
四月，難以消退，潰則易於翻花，不收斂者。擬清泄化
痰法。

（處方）冬桑葉、白蒺藜、川貝、雲苓、牡丹皮、橘紅、甘菊花
、鉤鉤、遠志、枳殼、陳膽星、石決明、二青竹茹。

二診

（處方）陳膽星、川貝、橘紅、丹皮、石決明、雲茯苓、白蒺
藜、鉤鉤、竹瀝〔薑汁和〕、風化硝、羚羊角。

第二十一節　血疕（計1案例）

案1 沈，幼，臨頓路。正月廿五日。兩臂血疕三月，胎火深
蘊營中，藥力以圖遲破為幸。

（處方）香犀角汁、赤芍藥、黑山梔、細生地、飛青黛、元參心
、牡丹皮、石決明、嫩鉤鉤。

第二十二節　血菌（計2案例）

案1 金，左，蜆子巷。七月廿一日。陽明絡熱，右臂後血
菌。起經數載，潰已月餘，頻頻流血，漸次肉突翻花，

極難理治之症。擬清營泄熱。

（處方）香犀角、鮮生地、牡丹皮、赤芍、麥冬、黑山梔、天花
粉、懷牛膝、知母、白茅根、藕節。

二診

（處方）香犀角、天花粉、黑山梔、赤芍、懷牛膝、牡丹皮、白
知母、地骨皮、雲苓、側柏炭、白茅根。

三診

（處方）香犀角、細生地、牡丹皮、茯神、知母、川貝、青黛、
黑梔、藕肉、赤芍、懷膝、茅根。

四診

（處方）細生地、花粉、茯神、懷膝、丹皮、生草、麥冬肉、知
母、紫丹參、赤芍、藕汁。

案2 馬，左，無錫。七月五日。肝膽鬱火內熾，右□之下結
為血菌。起經五月，漸長大，頻頻出血。內因之症，藥
難驟效，宜靜養善調，冀其帶疾延年而已。

（處方）二原生地、墨穭豆衣、眞川貝、生白芍、雲苓、丹皮、
石決明、黑山梔、嫩鉤鉤、甘菊炭、鮮藕汁。

第二十三節 血箭（計1案例）

案1 費，左，胥門。八月廿四日。陽明絡熱，右顴血箭，血
出盈碗盛，脈左細右數，舌紅苔糙，理之棘手者。

（處方）香犀角、天花粉、赤芍藥、懷牛膝、細生地、肥知母、
血餘炭、側柏炭、牡丹皮、麥門冬、藕節。

編者按：上述處方，原文僅註明一味藥材之劑量：藕節
三個。

第二十四節　白珠腫脹（計1案例）

案1　沈，右，跨塘。二月廿八日。肺肝鬱火內熾，右目白珠腫脹。遷延七載，病道深遠，藥力難以奏效者。

（處方）製首烏、丹皮、棗仁、甘草、料豆衣、山梔、茯神、鉤鉤、藕肉、石決明、浙甘菊。

第二十五節　睛明漏（計1案例）

案1　王，右，北圻。八月廿六日。右睛明漏症復發，流膿作癢作痛。陰虛絡熱，難以除根者。

（處方）羚羊角、牡丹皮、黃甘菊、川貝、石決明、細生地、白蒺藜、雲苓、鉤鉤、黑山梔。

二診

（處方）細生地、白蒺藜、天花粉、石決明、橘紅、牡丹皮、黃甘菊、黑山梔、鉤鉤、川貝。

三診

（處方）細生地、牡丹皮、鉤鉤、白蒺藜、淡芩、赤芍、生草、天花粉、石決明。

四診，右眼漏流膿，出水淚。

（處方）細生地、當歸鬚、淡芩、花粉、牡丹皮、冬桑葉、石決明、山梔、鉤鉤、白蒺藜。

五診

（處方）細生地、淡芩、牡丹皮、甘草、綠升麻、天花粉、當歸鬚、鉤鉤、石決明。

第二十六節　石疽（計1案例）

案1　施，左，塘西。九月十七日。脈左細右滑數，舌紅無苔，是陰不足而痰火有餘之見端，病起肝鬱，鬱則生火，火盛生痰，痰火上乘，痹於陽明之絡，左晴明之下結為石疽，其堅如石，色澤紅紫。起經三載，漸次長大，竟有成潰之象，潰則翻花流血。難治之症，石藥必佐怡養功夫，冀能遲破為妙。擬養陰泄木，咸降化痰法。宗木鬱泄之，痰火降之，陰虛養之。未識然否，侯高明歧之。

（處方）製首烏、北沙參、眞川貝、石決明、雲茯苓、廣橘紅、牡丹皮、黑山栀、海浮石、嫩鉤鉤、夏枯草、鮮藕汁。

第二十七節　鼻衄（計1案例）

案1　顧，左，馬鋪橋。八月十九日。脈左細數，右關數促，舌色淡白，口苦且乾，鼻血頻來，有成盆盈碗之多。是少陰不足，陽明有餘之見症。擬宗景岳法。

（處方）大熟地〔鹽水炒〕五錢、麥冬肉五錢、懷牛膝五錢、墨汁旱蓮三錢、生石膏五錢、女貞子三分、肥知母五錢、元參心三錢。

朝，服大補陰丸，淡鹽湯送下。

二診

（處方）大熟地、紫丹參、地骨皮、懷牛膝、麥冬肉、白芍、雲苓、甘草、生石膏、肥知母。

第二十八節　梅核膈（計2案例）

案1　韓，右，吳江。八月廿二日。火熱上氣，痰隨氣升，咽下噎塞時降，蒂舌微腫，喉下哽痛，舌苔糙白，脈來滑

細，此梅核膈也。擬仿《金匱》法加減。

（處方）細北沙參、川貝、茯苓、生蛤殼、麥冬肉、橘紅、甘草、海浮石、白粳米。

二診

（處方）細北沙參、川貝、茯神、生蛤殼、蜜炙桑皮、莧橋麥冬、橘紅、甘草、金石斛、枳殼、竹茹。

案2 翁，左，東山。十二月十五日。諸氣膹鬱，皆屬於肺。肺氣鬱則生火，火盛則生痰，痰火上乘，咽下噎塞唧唧有聲，時升時降，舌糙中剝，脈細濡，梅核膈症已成，理之棘手者。議苦辛宣泄法。

（處方）炒蘇子、紫菀茸、雲茯神、炙甘草、白杏仁、炙橘紅、白桔梗、黑山梔、瓜蔞皮。

第二十九節　纏喉風（計1案例）

案1 繆，左，幼，斜港。十一月九日。風溫襲鬱上焦，纏喉風兩候，痰聲如踞，氣促神疲，寒熱盛衰，脈滑而數，勢將痰湧閉塞，至險候也。勉擬。

（處方）葶藶〔隔紙焙去油〕、生草、萊菔子、白桔梗、杏仁、炒蘇子、橘紅、牛蒡子、射干、枳殼、枇杷葉。

　　編者按：上述處方，原文僅註明一味藥材之劑量：葶藶七分。

第三十節　爛喉風（計1案例）

案1 李，左，金山頭。九月廿三日。風溫厲邪襲肺胃，爛喉風五日，紅腫而痛，當喉白腐，腐連蒂舌咽關，身熱形寒，舌白脈浮數。邪勢方張，慮其轉重。擬疏解法。

（處方）青蔥白、前胡、荊芥、桔梗、赤芍、牛蒡、連翹、黃防風、馬勃、杏仁、土貝、甘中黃、淡豆豉。

二診，腐勢尚延，疳勢未定，寒熱未退。

（處方）羚羊角、淡豆豉、土貝、赤芍、牛蒡、白杏仁、白桔梗、紫馬勃、冬桑葉、黑梔、大連翹、甘中黃、老枇杷葉。

第三十一節　爛喉痧（計2案例）

案1 沈，左，北圻。七月十日。暑風厲邪襲鬱上焦，咽腐腫痛，丹痧現而未透，面部不發，胸悶頭脹，身熱形寒，舌苔白，脈濡數。邪勢方張，症機靡定也。擬疏解透痧法。

（處方）陳香薷、牛蒡子、防風、枳殼、桔梗、蟬衣、紫浮萍、白杏仁、荊芥、赤芍、土貝、西河柳。

二診

（處方）老枇杷葉、西河柳、紫背浮萍、白杏仁、桔梗、赤芍、牛蒡、防風、大豆卷、蟬衣、馬勃、土貝、連翹、枳殼。

三診，寒熱未退。

（處方）冬桑葉、牛蒡、連翹、土貝母、淡豆豉、桔梗、前胡、赤芍、枳殼、馬勃、白杏仁、枇杷葉。

四診，痧子已回，脫皮，身熱未退。

（處方）淡豆豉及細生地二味合搗、白杏仁、象貝母、人中黃、冬桑葉、枇杷葉、大連翹、苦桔梗、赤芍、牛蒡子、白茅根。

五診，咽痛已止，口乾便溏，身熱退而未淨。

（處方）冬桑葉、淡豆豉及細生地二味合搗、牛蒡子、白杏仁、
　　　　羚羊角、枇杷葉、牡丹皮、白桔梗、白通草、連翹、白
　　　　茅紫根。

案2 陳，左，芝麻巷。六月廿九日。丹痧之後，痰火未清，
陰傷不復，蒂舌下垂，咽關哽痛，痰黏不嗽，脈細滑
數，舌苔糙黃，氣逆嗌塞，納穀減少。肺氣失降，痰火
上乘也。擬清金制火，佐以降痰法。

（處方）瀉白散加甜杏仁、雲茯神、生蛤殼、川貝、瓜蔞仁、廣
　　　　橘紅、黑山梔、竹二青。

二診

（處方）瀉白散加生蛤殼、知母、白杏仁、元參心、雲茯神、川
　　　　貝、白桔梗、白蘆根。

三診

（處方）瀉白散加細生地、牡丹皮、知母、花粉、雲茯神、生蛤
　　　　殼、元參。

四診

（處方）細北沙參、茯神、桑白皮、嫩鉤鉤、白粳米、莧橋麥
　　　　冬、川貝、石決明、生甘草、橘紅、三原生地。

第三十二節　木蛾（計2案例）

案1 陳，右，元邑前。八月十日。素有肝氣，陰虛木旺，木
火蒸痰，痰火上乘，刑爍金臟，雙木蛾腫脹，左盛於
右，外頤結核頸間，絡脈酸楚，舌紅無苔，脈來滑細。
病屬本原，藥力難以驟效者。擬清金制火法。

（處方）桑白皮、川貝母、白桔梗、全瓜蔞、杜蘇子、枇杷葉、
　　　　白杏仁、廣橘紅、生草、雲苓、黑梔、鮮竹茹。

二診

（處方）蘇子、旋覆花、川貝、牡丹皮、石決明、生草、茯神、
橘紅、杏仁、黑梔、鉤鉤、竹茹。

三診

（處方）紫丹參、金石斛、生甘草、懷牛膝、雲茯神、石決明、
麥冬肉、眞川貝、肥知母、牡丹皮、廣橘紅、竹二青。

四診

（處方）西洋參、川貝母、嫩鉤鉤、雲茯神、黑山梔、金石斛、
三原生地、廣橘紅、牡丹皮、生甘草、石決明、鮮藕
汁。

五診

（處方）三原生地、牡丹皮、茯神、海浮石、紫丹參、石決明、
莧麥冬、眞川貝、知母、鮮竹瀝、廣橘紅、鮮藕汁。

六診

（處方）大生地、東白芍、眞川貝、茯神、海浮石、嫩鉤鉤、鮮
竹茹、西洋參、金石斛、廣橘紅、丹皮、石決明、甘
草。

七診

（處方）旋覆花、白蒺藜、石決明、雲茯神、眞川貝、小青皮、
柏子仁、牡丹皮、嫩鉤鉤、福澤瀉、廣橘紅、黑梔、鮮
藕汁。

八診

（處方）西洋參、橘紅、石決明、海浮石、金石斛、旋覆花、川
貝、鉤鉤、牡丹皮、茯神、二青竹茹。

案2 余，左，海洲。十月廿一日。陰虛，痰火上乘，雙木蛾
復發，起經十有四載，復兼雀舌矗起，舌苔黃，脈細
數。病在本原，難以除根者。

（處方）小生地、牡丹皮、知母、懷牛膝、麥冬肉、雲茯苓、貝
　　　　母、生草、紫丹參。
　　　　二診
（處方）瀉白散，加北沙參、麥冬、眞川貝、橘紅、雲苓、蛤
　　　　殼、海浮石。
　　　　丸方：大生地五兩、粉甘草五錢、牡丹皮〔炒〕一兩五
　　　　錢、海浮石四兩、北沙參三兩、麥冬肉〔剖開〕一兩五
　　　　錢、陳阿膠二兩、廣橘紅一兩、海蛤殼一兩、雲茯神三
　　　　兩、紫丹參〔鹽水炒〕一兩五錢、生白芍一兩五錢、肥
　　　　知母〔鹽水炒〕一兩五錢、川黃柏〔鹽水炒〕一兩、眞
　　　　川貝〔去心〕一兩五錢、元參心〔鹽水焙〕三兩。上藥
　　　　依法制度，共磨爲細末，以白梗米一兩、小紅棗三十
　　　　個，去核煎濃湯代水，泛丸如椒目大。每服四、五錢，
　　　　開水送下。

第三十三節　喉痺（計5案例）

案1　徐，左，謝衙前。十一月六日。陰虛體質，風溫襲鬱肺
　　　　經，咽痛而腫，紅絲繞纏，朝輕暮重，咳嗆音閃，脈細
　　　　滑數。慮延喉痺，理之棘手。擬清泄上焦法。
（處方）冬桑葉、地骨皮、白杏仁、枇杷葉、馬兜鈴、牛蒡子、
　　　　瓜蔞仁、白桔梗、眞川貝、生甘草。
　　　　二診
（處方）冬桑葉、眞川貝、炙橘紅、生甘草、鼠粘子、牡丹皮、
　　　　白杏仁、枇杷葉、馬兜鈴、瓜蔞皮、桔梗。
　　　　三診，口瘡音閃稍亮。
（處方）桑白皮、杏仁、馬兜鈴、蔞皮、生甘草、枇杷葉、地骨

皮、川貝、白桔梗、丹皮、花粉、蘆根。

案2 殷，左，吳江。十二月五日。左關喉刺，塊磊高突，由來兩月，漸次長大，木火刑金，挾痰為病，理之非易者。

（處方）桑白皮、生甘草、眞川貝、雲茯苓、二青竹茹、地骨皮、金石斛、廣橘紅、風化硝、海浮石、元參心。

案3 毛，右，陸宅巷。三月十二日。失血之體，其陰虧損，水不制火，火盛生痰，痰火上乘，舌根起刺，雀舌蟲起，最慮涉情。擬仿景岳法。

（處方）四陰煎入阿膠、川貝。

二診

（處方）四陰煎，去百合，入阿膠、眞川貝、生蛤殼、人中白、水梨肉。

案4 沈，左，嘉興。七月十日。少陰陰虛，木失水涵，化火上炎，喉痺咽痛，咳嗆音閃，曾經咯血，脈來細數，舌苔光滑，乃虛怯之萌也。

（處方）補肺阿膠湯去鼠粘子，入北沙參、麥冬、桔梗、桑白皮、地骨皮。

二診，音啞咳嗆。

（處方）補肺阿膠湯入桔梗、川貝、桑白皮。

案5 王，左，湯家巷。七月八日。少陰陰虛，龍相之火上炎無制，喉痺，咽喉哽，紅絲繞纏，稍有糜碎，穀食難咽，咳嗆痰涎，形肉暗削，神色青㿠，脈左細數右軟，舌苔糙黃，午後潮熱，入夜不寐，大便溏泄。肺脾腎三陰並虧，虛怯顯然，當此燥金司令，金不生水，水不制火，火愈盛，陰愈虧，水涸則奈何？擬仿四陰煎法治之。

（處方）大熟地、清阿膠、甘草、白桔梗、麥冬肉、東白芍、雲苓、川石斛、細沙參、白花百合。

　　編者按：上述處方，原文僅註明一味藥材之劑量：白花百合一兩。

第三十四節　喉瘤（計1案例）

案1 凌，右，平望。九月四日。諸氣膹鬱，皆屬於肺，肺氣鬱則生火，盛則生痰，痰火上乘，結為喉瘤，腫如懸瓜，起經數載，漸次長大。脈左弦滑右濡，舌紅苔少。陰氣素虛，藥力難以驟效。擬進苦辛宣泄，佐以滌痰之品。

（處方）杜蘇子、川貝、牡丹皮、雲苓、白杏仁、黑山梔、橘紅、甘草、桑白皮、浮石、風化硝、鮮枇杷葉、鮮竹瀝。

二診

（處方）蘇子、橘紅、丹皮、浮石、杏仁、茯神、黑梔、石決明、川貝、紫菀、竹瀝。

第三十五節　喉疳（計1案例）

案1 王，左，桃花塢。七月十一日。暑風濕熱，襲鬱肺胃，喉疳糜腐，多黏膩，不得咳吐，脈息細數。邪未外達，尚恐滋蔓。擬清散法。

（處方）多桑葉、白杏仁、白桔梗、土貝母、牛蒡子、連翹、甘中黃、馬勃、薄荷葉、山梔、鮮荷葉。

二診

（處方）薄荷葉、馬勃、白桔梗、赤芍藥、牛蒡子、連翹、甘中

　　　黃、土貝、淡芩、山梔、白茅根。
　　　三診
（處方）羚羊角、赤芍、土貝母、枇杷葉、牛蒡子、連翹、甘中
　　　黃、淡芩、白茅根、薄荷葉、白桔梗。

第三十六節　□舌（計1案例）

案1 陸，左，婁門。十一月十七日。風溫引動，痰火□舌，
　　　腫脹連及頦下，痰多黏膩，穀食難咽，大便閉塞，脈左
　　　弦數，舌苔白膩。勢有痰湧閉塞之險。
（處方）蘇子、杏仁、枳殼、萊菔子、赤貝、桔梗、牛蒡、山梔
　　　、瓜蔞、淡豆豉、連翹、土貝、老枇杷葉。
　　　二診
（處方）杜蘇子、大連蒿、防風、桔梗、枳殼、老枇杷葉、前
　　　胡、牛蒡、杏仁、赤芍、全瓜蔞、萊菔子、鮮竹瀝。
　　　三診，□舌仍然，痰寒未平。
（處方）鮮竹瀝、香犀角、大連翹、江枳殼、土貝母、荊芥穗、
　　　全瓜蔞、枇杷葉、鮮生地、牛蒡子、白桔梗、赤芍藥、
　　　白杏仁、風化硝、萊菔子。
　　　四診
（處方）桑葉、連翹、枳殼、橘紅、人中黃、土貝、丹皮、川
　　　連、瓜蔞、桔梗、赤芍、白茅根、老枇杷葉。
　　　五診
（處方）冬桑葉、瓜蔞、枳殼、白桔梗、雲茯神、土貝、牡丹
　　　皮、橘紅、黑梔、人中黃、赤芍、鮮竹茹。

第三十七節　木舌（計2案例）

案1 祝，左，黃鸝橋。八月卅日。心脾鬱火內熾，火盛生痰，痰火上乘，舌下木舌結腫，按之堅硬，色不焮赤，舌強不舒，舌紅無苔，脈左細弦右濡。情志之病，藥後必佐怡養，以冀帶延年而已。擬景岳法。

（處方）小生地、雲茯神、黑山梔、甘草、紫丹參、橘紅、麥冬肉、牡丹皮、赤芍藥、枳殼、川石斛、淡芩、眞川貝。

案2 溫，左，船上。九月廿三日。心脾鬱火內熾，挾痰上乘，蓮花木舌，腫腐翻火，舌強難言，飲食仿礙。起經八月，日甚一日，情志之病，藥力難以奏效耳。勉擬。

（處方）原生地、牡丹皮、石菖蒲、木通、麥冬肉、人中黃、紫丹參、赤芍藥、廣陳皮、知母、金石斛、茯神。

第三十八節　舌蕈（計2案例）

案1 張，左，吳江。九月一日。心脾抑鬱，鬱則生火，火盛生痰，痰火上炎，舌菌翻花，腐花腐潰如岩，音啞咳嗆，飲食有礙，脈來滑細，陰分下虛，痰火上乘。最防流血，難以收功。

（處方）中生地、紫丹參、牡丹皮、生甘草、川貝母、麥冬肉、元參、白茯神、知母、牛膝、藕汁。
二診

（處方）小生地、金石斛、廣陳皮、丹皮、赤芍、甘中黃、麥冬肉、石菖蒲、川貝母、茯神、元參心、細木通。

案2 高，幼，阮家橋。九月九日。痰火上乘，舌尖之下結蕈，恐其張大翻花，非細事也。

（處方）川黃連、半夏、甘草、牡丹皮、鮮竹茹、陳皮、浮石、雲苓、枳殼。

二診

（處方）川連、牡丹皮、雲苓、海浮石、眞川貝、枳殼、黑山
　　　　栀、甘草、橘紅、鮮竹茹。

三診

（處方）川連、牡丹皮、橘紅、川貝、竹茹、枳殼、雲苓、浮
　　　　石、黑山栀、桔梗、甘草。

四診

（處方）金石斛、眞川貝、茯神、海浮石、黑山栀、牡丹皮、廣
　　　　橘紅、生草、元參心、枳殼、竹茹。

第三十九節　舌疳（計1案例）

案1 蔣，右，石盤巷。十二月六日。誦佛嗜齋。中虛腸燥，
大便閉混，由來已久。近因襲受風溫，發為舌疳，糜碎
而痛，咽關蒂舌，紅絲纏繞，舌苔糙黃，右弦右小。先
擬清泄。

（處方）冬桑葉、牛蒡子、牡丹皮、大連翹、黑山栀、瓜蔞、桔
　　　　梗、杏仁、生草、土貝、老枇杷葉。

二診

（處方）薄荷葉、桑葉、山栀、連蒿、桔梗、牛蒡、人中黃、赤
　　　　芍、瓜蔞、土貝、茅根、枇杷葉。

第四十節　牙癰（計7案例）

案1 邵，左，宗渡口。二月八日。風溫襲鬱陽明，右穿腮牙
癰復發，內外皆腫脹而痛，欲蒸膿之象，慮其轉重。

（處方）桑葉、荊芥、連翹、枳殼、土貝、牛蒡、防風、赤芍、
　　　　桔梗、甘草。

　　　　二診

（處方）冬桑葉、羚羊角、連翹、製蠶、淡芩、人中黃、赤芍
　　　　藥、牛蒡子、花粉、桔梗、土貝、白茅根。

　　　　三診，刺潰膿出逆流。

（處方）細生地、牡丹皮、桔梗、土貝、金石斛、綠升麻、天花
　　　　粉、赤芍、人中黃、雲茯苓。

　　　　四診

（處方）羚羊角、升麻、桔梗、生草、牡丹皮、細生地、淡芩、
　　　　赤芍、土貝、花粉。

　　　　五診

（處方）羚羊角、丹皮、淡芩、生草、冬桑葉、細生地、赤芍、
　　　　桔梗、土貝、花粉。

　　　　六診

（處方）羚羊角、牡丹皮、陳皮、赤芍、土貝、細生地、白蒺
　　　　藜、花粉、桔梗、生草。

案2 劉，左，河田。六月十六日。風邪鬱於陽明，左穿腮牙
　　　　骱癰，內外皆腫，硬而痛，牙關緊閉，口不能張，曾有
　　　　寒熱，舌黃，脈細數。擬疏解法。

（處方）柴胡、防風、製蠶、土貝母、牛蒡、葛根、赤芍、桔梗
　　　　、荷邊、連翹、枳殼。

　　　　二診

（處方）柴胡、荊芥、蒺藜、連翹、赤芍、土貝、牛蒡、防風、
　　　　製蠶、枳殼、桔梗、甘草、荷邊。

　　　　三診，堅硬未化，寒熱往來。

（處方）柴胡、防風、枳殼、土貝、荊芥、牛蒡、連翹、赤芍、
　　　　荷邊、桔梗、製蠶。

　　　　四診

（處方）銀柴胡、牛蒡、連翹、枳殼、荷邊、荊芥穗、防風、桔梗、赤芍、製蠶、土貝。

案3 張，右，富安巷。七月十日。暑風濕熱襲入陽明，左牙癰潰膿不暢，其邪留戀，復感風溫，挾痰痹絡，左托腮痰癰，結核堅硬，硬連頦下，舌渴，脈濡數，勢張未定也。

（處方）前胡、荊芥、土貝、淡豆豉、瓜蔞、牛蒡、杏仁、赤芍、防風、枇杷葉、枳殼。

二診，下牙癰已潰，□舌痰癰，仍然堅硬。

（處方）牛蒡子、荊芥、淡芩、白桔梗、人中黃、土貝、薄荷葉、連翹、製蠶、枳殼、赤芍、枇杷葉。

三診

（處方）羚羊角、牛蒡、連翹、枳殼、製蠶、瓜蔞、多桑葉、淡芩、桔梗、赤芍、土貝、茅根、老枇杷葉。

四診，內潰寒熱，外腫。

（處方）桑葉、藿梗、赤芍、連翹、桔梗、牛蒡、防風、淡芩、枳殼、生甘草、鮮荷邊。

案4 楊，右，吳江。八月一日。懷妊重體，風邪引動，痰火□舌，穿腮牙癰並起，內外皆腫，腫脹而痛，痛連喉間，舌苔白，脈滑數，身形寒邪未外達，慮有痰湧腫閉之險。

（處方）多桑葉、淡豆豉、白杏仁、桔梗、土貝、生甘草、牛蒡、荊芥穗、黑山梔、枳殼、馬勃、枇杷葉。

二診

（處方）牛蒡、桔梗、枳殼、製蠶、馬勃、枇杷葉、連翹、赤芍、土貝、陳皮、人中黃、老薄荷葉。

三診

（處方）冬桑葉、赤芍、細子芩、桔梗、枳殼、人中黃、牛蒡
　　　　子、荊芥、連翹、瓜蔞、土貝、枇杷葉。
　　　　四診

（處方）羚羊角、赤芍、陳皮、茯苓、土貝、鮮稻穀、當歸、天
　　　　花粉、細子芩、白桔梗、甘中黃。

　　　　編者按：上述處方，原文僅註明一味藥材之劑量：鮮稻
　　　　穀一兩。

　　　　五診，膿出逆流，咳嗆痰多，外腮腫硬，懷妊重體。

（處方）細生地、白蒺藜、赤芍、白桔梗、絲瓜絡、土貝、羚羊
　　　　角、天花粉、細子芩、甘中黃、陳皮、蘆根。

　　　　六診，外腮仍然膿出頗多，咳嗆伏熱。

（處方）羚羊角、天花粉、赤芍、細子芩、桔梗、甘中黃、細生
　　　　地、雲苓、連翹、枳殼、貝母、枇杷葉、白蘆根。

案5　徐，左，馬鋪橋。十一月五日。風溫襲鬱陽明，左右牙
　　　　癰，內外皆腫，腫脹而痛，欲蒸膿象，脈弦數，舌苔
　　　　黃，形寒身不表熱，邪未外達。防重。

（處方）牛蒡子、薄荷、山梔、枳殼、土貝、荊芥、赤芍、連翹
　　　　、桔梗、生草、枇杷葉。
　　　　二診

（處方）冬桑葉、赤芍、枳殼、土貝、牡丹皮、製蠶、牛蒡子、
　　　　連翹、桔梗、生草、瓜蔞、枇杷葉。
　　　　三診

（處方）冬桑葉、皮皮、枳殼、赤芍、竹茹、金石斛、橘紅、連
　　　　翹、土貝、甘草。
　　　　四診，舌下作腫，防成痰胞，牙癰漸平。

（處方）川黃連、丹皮、橘皮、茯神、土貝、黑山梔、江枳殼、
　　　　連翹心、赤芍、甘草、竹茹。

　　　　五診，舌下腫瘰漸平。

（處方）川黃連、牡丹皮、陳皮、茯神、竹茹、土貝、江枳殼、
　　　　半夏、山梔、甘草、赤芍。

　　　　六診，舌下曾起痰胞。

（處方）川黃連、黑山梔、全瓜蔞、茯神、赤芍、橘紅、牡丹皮
　　　　、江枳殼、天竹黃、生草、土貝、竹茹。

　　　　七診，痰氣上逆，大便燥結，舌下腫脹稍減。

（處方）蘇子、丹皮、全瓜蔞、桔梗、茯神、杏仁、小川連、橘
　　　　紅、枳殼、生草、竹瀝。

案6 盧，右，汲水橋。十二月十一日。風溫鬱於少陽陽明，
右穿腮牙骱癰，內外皆腫，腫脹而痛，牙關緊閉，口不
能張，身熱形寒，舌黃，頭脹。邪伏不達，防重。

（處方）柴胡、葛根、防風、枳殼、製蠶、牛蒡、荊芥、赤芍、
　　　　桔梗、土貝。

　　　　二診

（處方）冬桑葉、荊芥、大連翹、當歸鬚、江枳殼、製僵蠶、牛
　　　　蒡子、赤芍、牡丹皮、白桔梗、白蒺藜、土貝母。

　　　　三診

（處方）羚羊角、丹皮、防風、連翹、當歸鬚、桑葉、牛蒡、赤
　　　　芍、桔梗、製蠶、生草。

　　　　四診

（處方）羚羊角、白蒺藜、赤芍、枳殼、茅根、牛蒡子、天花
　　　　粉、連翹、桔梗、製蠶、甘中黃。

　　　　五診

（處方）羚羊角、連翹、桔梗、製蠶、甘中黃、牡丹皮、花粉、
　　　　赤芍、土貝、白茅根。

　　　　六診

（處方）羚羊角、牡丹皮、花粉、桔梗、赤芍、白蒺藜、陳皮、
　　　　穀芽、甘草、土貝。

案7 鄒，左，宜興。十二月十六日。風溫鬱襲陽明，左穿腮
癰腫痛，潰膿，膿水淋漓，陰液暗耗，舌黃脈細。非計
日所能奏效者，擬清化法。

（處方）羚羊角、赤芍、花粉、桔梗、甘草、細生地、當歸鬚、
　　　　丹皮、土貝、絲瓜絡。

　　　　二診

（處方）細生地、白蒺藜、生甘草、知母、赤芍、牡丹皮、天花
　　　　粉、懷牛膝、象牙屑、生鱉甲。

　　　　三診

（處方）大生地、肥知母、牙屑、雲苓、懷牛膝、天花粉、丹
　　　　皮、鱉甲、甘草、赤芍。

　　　　四診

（處方）大生地、生鱉甲、雲苓、赤芍、炒丹皮、麥冬肉、象牙
　　　　屑、甘草、花粉、眞貝母。

第四十一節　牙槽風（計2案例）

案1 葉，左，朱母橋。七月廿九日。素有肝氣便血，木旺土
虛則濕勝，濕鬱化熱，濕熱上乘陽明，而為牙槽風也。
腐孔深潭，綿延三旬，日甚一日，舌苔薄白，脈右細
數，面色萎黃，胃納減少。病屬內因，理之棘手者。擬
從脾胃治之。

（處方）野於朮、廣藿梗、半夏、桔梗、北秫米、雲茯苓、江枳
　　　　殼、陳皮、生草、丹皮、澤瀉。

　　　　二診，大便下□，胸脘不舒，面黃納少。

（處方）野於朮、桔梗、雲茯苓、煨天麻、甘草、製半夏、澤瀉
、新會皮、益智仁、丹皮、生穀芽。

三診，腐勢蔓延，胃呆便止，胸腹通暢，外腮腫痛得
止，腐盛，面色萎黃稍減。

（處方）製冬朮、白扁豆、炙廣皮、人中黃、炒米仁、丹皮、雲
茯苓、製半麴、金石斛、白桔梗、澤瀉、鮮稻葉。

四診

（處方）廣藿梗、白桔梗、雞內金、澤瀉、炙廣皮、炙冬朮、粉
甘草、香櫞乾、雲苓、炒黃半麴。

朝服水泛歸脾丸，建蓮湯送下。生、熟穀芽各五錢，煎
湯代水。

五診，午後乍寒乍熱，納少便多，肛門氣垂，腐孔深
大。

（處方）人參鬚、歸身、廣橘白、米仁、炙甘草、煨薑、雲茯苓
、白芍、川石斛、淮藥、半夏、大棗。

編者按：上述處方，原文僅註明一味藥材之劑量：大棗
二個。

六診

（處方）人參鬚、炒白芍、淮山藥、半夏、大棗、麥冬肉、炙甘
草、煨薑、橘白、雲苓、川斛。

七診

（處方）人參鬚、東白芍、炙橘白、茯苓、粳米、白扁豆、麥冬
肉、川貝母、川石斛、甘草、淮藥、小紅棗。

編者按：上述處方，原文僅註明一味藥材之劑量：粳米
四錢。

案2 盛，左，雙鳳。九月廿七日。暑邪病後，風濕熱鬱蒸陽

明，右牙槽風，內外兩潰，潰孔岩，外腮結腫，勢欲竄
頭，內腫頗多，慮其積膿成骨，腐損牙床。理之棘手
者。

（處方）羚羊角、牡丹皮、白蒺藜、赤芍、桔梗、冬桑葉、瓜蔞
根、人中黃、製蠶、土貝。

二診，牙槽癰，外潰堅硬未化。

（處方）羚羊角、天花粉、赤芍、桔梗、土貝、白蒺藜、丹皮、
鱉甲、人中黃、雲苓。

第四十二節　骨槽風（計1案例）

案1　唐，幼，西塘。七月十六日。右穿腮骨槽風，起經七
月，內外兩潰，膿水淋漓，牙床脫落，多骨亦出。毒留
戀於絡，理之棘手者。

（處方）細生地、牡丹皮、肥知母、懷牛膝、麥冬、石決明、天
花粉、甘中黃、鉤鉤。

二診

（處方）小川連、牡丹皮、肥知母、麥冬、川石斛、生鱉甲、懷
牛膝、生草、天花粉。

三診

（處方）中生地、牡丹皮、鱉甲、懷牛膝、西洋參、麥門冬、肥
知母、赤芍、雲苓、甘中黃。

四診，右耳中作痛。

（處方）青蒿梗、白蒺藜、天花粉、石決明、黃甘菊、牡丹皮、
細生地、金石斛、嫩鉤鉤、甘中黃、土貝母。

五診

（處方）小生地、天花粉、懷牛膝、羚羊角、麥門冬、肥知母、

白桔梗、牡丹皮、甘中黃。

六診，微有寒熱。

（處方）西洋參、製半夏、江枳殼、甘草、鉤鉤、金石斛、廣橘紅、雲苓、竹茹、牡丹皮、石決明。

七診

（處方）西洋參、鉤鉤、橘白、石決明、川貝母、雲苓、甘草、川石斛、牡丹皮。

八診

（處方）製首烏、金石斛、橘白、雲苓、決明、西洋參、川貝、丹皮、甘草、鉤鉤。

九診

（處方）首烏、雲苓、丹皮、川貝、中黃、洋參、鱉甲、決明、鉤鉤、陳皮。

第四十三節　牙漏（計1案例）

案1 張，右，平望。正月廿一日。左上牙漏，起經一載，時發時止，膿水淋漓。氣陰並耗，絡熱留戀，理之棘手者。

（處方）大生地、牡丹皮、生鱉甲、雲苓、麥多肉、象牙屑、懷牛膝、知母、花粉。

二診，管眼寸餘。

（處方）大生地、東白芍、知母、生鱉甲、懷膝、花粉、雲茯神、鉤鉤、象牙屑、丹皮。

三診，牙漏，潰孔巨大。

（處方）大生地、牡丹皮、肥知母、生鱉甲、懷膝、麥多肉、天花粉、川石斛、象牙屑、雲苓。

第四十四節　穿腮牙漏（計1案例）

案1　浦，右，曹家巷。六月十七日。陰虛絡熱，穿腮牙漏，已逾三月，膿水淋漓，舌紅苔糙，脈息細小。內因之症，最難除根者。

（處方）大生地、天花粉、懷牛膝、生鱉甲、麥冬肉、肥知母、象牙屑、丹皮。

二診

（處方）大生地、肥知母、象牙屑、雲苓、紫丹參、地骨皮、麥門冬、生鱉甲。

三診

（處方）玉女煎，入丹皮、鱉甲、茯苓、牙屑。

四診

（處方）大生地、麥冬、粉甘草、象牙屑、紫丹參、地骨皮、丹皮、懷牛膝、雲苓。

五診

（處方）麥冬肉、西洋參、丹皮、象牙屑、雲苓、大生地、生鱉甲、赤芍、知母、甘草。

六診

（處方）西洋參、東白芍、知母、生鱉甲、大生地、茯神、甘草、象牙屑、懷膝。

第四十五節　牙疳（計4案例）

案1　馬，左，四旬外。七月九日。濕溫病後，餘邪鬱蒸陽明，發為走馬牙疳，黑腐氣穢，齦腫色紫，勢有穿腮之象。右足前臁濕毒，爛皮疔起泡，色紫，腐潰迅速，旁

　　　　圍紅腫，身熱舌黃，脈息弦數。最慮昏陷之險。
（處方）青荷梗、白茅根、香犀角、丹皮、黑山梔、枳殼、通草
　　　　、益元散、桑葉、赤芍、連翹、土貝、銀花、枇杷葉。
　　　　二診，大便泄瀉。
（處方）香犀角、黃防風、荷葉、赤芍、人中黃、生石膏、丹皮
　　　　、枳殼、淡芩、廣藿梗、白桔梗。

案2 沈，左，王江涇。八月十一日。放槍傷唇，火毒蘊於陽
　　　　明，爛牙疳糜腐，齦腫而脹，脈息細數。出血之後陰分
　　　　已虧，熱鬱不化，尚恐蔓延。擬仿甘露飲意。
（處方）香犀角、淡芩、赤芍、澤瀉、金石斛、枇杷葉、細生地
　　　　、黑梔、甘中黃、赤苓、花粉、茅根。
　　　　二診
（處方）細生地、金石斛、山梔、赤芍、花粉、香犀角、淡芩、
　　　　丹皮、中黃、赤苓、澤瀉。
　　　　三診，出血未止，時有抽痛，頸間起核。
（處方）香犀角、花粉、丹皮、甘中黃、鮮藿斛、鮮生地、知母
　　　　、赤芍、白桔梗、黑梔。
　　　　四診，疳勢漸緩，出血已止。
（處方）細生地、天花粉、白桔梗、赤芍、丹皮、黑梔、鮮藿斛
　　　　、肥知母、人中黃、土貝、茅根、淡芩。
　　　　五診
（處方）小生地、牡丹皮、天花粉、赤芍、懷牛膝、麥冬肉、肥
　　　　知母、黑梔、甘中黃、白蘆根、牡丹皮、黑梔。

案3 任，左，蘆家巷。八月廿四日。陽明濕熱上乘，爛牙疳
　　　　糜腐齦腫而痛，曾經出血，舌苔糙白，脈息濡數。其勢
　　　　方張，防重。
（處方）香犀角、淡黃芩、天花粉、赤芍、茵陳、肥知母、細生

地、黑山梔、人中黃、土貝、赤苓、連翹仁、老枇杷
葉、白茅柴根。

三診

（處方）香犀角、赤芍、天花粉、甘中黃、黑山梔、赤茯苓、鮮
生地、滑石、肥知母、細木通、土貝母、牡丹皮。

案4 陸，左，十一月一日。瘄後餘邪，復感風溫，發為走馬
牙疳，氣穢作腐，上唇腫脹。最慮破唇之險。

（處方）羚羊角、生石膏、薄荷葉、淡芩、元參、甘中黃、牛蒡
子、銀柴胡、黑山梔、蘆薈、桔梗、大竹葉。

二診

（處方）羚羊角、銀柴胡、炒山梔、淡芩、桔梗、牛蒡子、生石
膏、連翹、赤芍、蘆薈、中黃。

三診，疳勢漸緩。

（處方）香犀角、淡芩、赤芍、金石斛、澤瀉、枇杷葉、細生地
、山梔、花粉、枳殼、甘中黃、白茅根。

四診，疳勢漸斂。

（處方）細生地、丹皮、連翹、白桔梗、天花粉、赤芍、土貝、
山梔、人中黃、肥知母、大竹葉。

五診

（處方）細生地、淡芩、人中黃、金石斛、山梔、赤芍、澤瀉、
枳殼、天花粉、枇杷葉。

第四十六節　翻花瘡（計3案例）

案1 許，左，盛澤。二月廿三日。素有遺泄，陰分內虧，濕
下注玉莖，翻花瘡腐潰流膿，內腫高突，由來數月，理
之棘手。

（處方）細生地、石決明、川黃柏、甘中黃、淡竹葉、牡丹皮、黑山梔、肥知母、細木通、福澤瀉、赤苓。

案2 徐，左，吳江。七月一日。酒濕傷中，痰隨氣升，納食則嘔，腹中膨脹，四肢浮腫，大便艱澀，小溲短少，舌苔白，脈濡細，非膨即之膈見端也。濕鬱化熱，濕熱化毒，玉莖翻花，瘡內突腐潰，膿水並流，此屬難治之症也。內外兩病，一身何堪抵御耶？權擬治內主之，理外佐之，冀其帶疾延年而已。

（處方）牡丹皮、益智仁〔加青鹽〕、眞穹朮、福澤瀉、甘中黃、車前子、木豬苓、赤茯苓、紅琥珀、黑山梔、粉萆薢、塊滑石。

編者按：上述處方，原文僅註明一味藥材之劑量：益智仁三分。

二診

（處方）石菖蒲、甘草梢、青鹽、生冬朮、豬苓、大腹皮、廣木香、粉萆薢、赤茯苓、澤瀉、炒麥仁、益智仁、枳殼。

編者按：上述處方，原文僅註明一味藥材之劑量：青鹽三分。

案3 倪，左，江北。八月廿三日。肝鬱化火，火盛生痰，痰火上乘，巔頂翻花。瘡起經載半，腐潰如岩，流水無膿，易於出血，脈息細弦，舌紅苔剝。陰傷大鬱，難許收功。勉擬養肝之體，清肝之用。

（處方）西洋參、牡丹皮、大生地、稽豆衣、雲茯苓、生白芍、夜交藤、眞川貝、石決明、鉤鉤、藕汁。

第四十七節 痹痛（計1案例）

案1 某。風濕熱三氣襲入陽明之絡，始因右臂痹痛，延成歷節風，遍體絡骱皆疼，四肢不用，項強不能轉側，舌紅苔糙，脈濡數。病經百日，邪留不化，成損可慮也。擬仲聖法。

（處方）川桂枝、白蒺藜、木防己、歸鬚、桑枝、生石膏、炒秦艽、片薑黃、雲苓、萆薢。

二診

（處方）絲瓜絡、川桂枝、漢防己、肥知母、白蒺藜、生甘草、雲苓、黃防風、生石膏、製半夏、片薑黃、鮮桑枝、秦艽。

三診

（處方）絲瓜絡、羚羊角、當歸鬚、白蒺藜、防風、懷膝、漢防己、生石膏、炒赤芍、片薑黃、秦艽、雲苓、鮮桑枝。

第四十八節　絡閉（計1案例）

案1 吳，右，石碼頭。九月二日。半產之後，營絡空虛，風邪乘隙內痹，牙關緊閉，口不能張。已成絡閉，至險候也。

（處方）川桂枝、煨天麻、川芎、當歸、白蒺藜、黃防風、荊芥炭、桔梗、甘菊、生草。

第四十九節　虛損（計4案例）

案1 徐，右，平望。及笄之年，先天不足，八脈失調，經來致痛，窒塞淋漓，小溲不利，往來寒熱，乍發乍止，神色青㿠，脈左細右數，舌光苔少，經阻兩月。漸延虛怯一途，非是內癥之見兆也。

（處方）鱉血、炒柴胡、歸身、丹皮、甘草節、丹參、四製香附、白芍、黑梔、雲茯苓、藕肉、九蒸於朮。

案2 蔡，幼，少陰陽虛，暗生內熱，夜則遺尿，自幼及今，舌紅脈細，難以圖治。

（處方）知柏八味丸入龜板。

案3 沈，幼，上海。先天不足肝腎陰虛，肝主筋，腎主骨，筋骨失於營養，背脊虛損已有三節，脈息細軟。乃本原病也，擬仿景岳法。

（處方）大熟地、甘杞子、菟絲子、懷牛膝、山萸肉、懷山藥、白歸身、鹿角膠、原杜仲、補骨脂。

案4 上人，猛將堂。八月三日。截手供佛，筋骨受傷，營衛不和，肌肉浮腐，絡脈作痛，脈細神疲。理之非易者。

（處方）潞黨參、大生地、川芎、夜交藤、生草、製首烏、歸身、雲苓、絲瓜絡、嫩桑枝、白芍。

二診

（處方）潞黨參、大生地、白芍、雲苓、桑枝、製首烏、歸身、川芎、甘草、絲瓜絡、宣木瓜。

三診

（處方）製首烏、懷山藥、雲苓、歸身、桑枝、潞黨參、炙甘草、川貝、白芍、宣木瓜、象牙屑。

四診

（處方）潞黨參、白歸身、雲苓、象牙屑、夜交藤、大生地、生白芍、甘草、宣木瓜、懷山藥。

第三章 流 注

第一節 手腕流注（計3案例）

案1 趙，左。風溫挾痰痹絡，右手腕漫腫而痛，形寒身熱，舌苔白，脈滑數。漸成手腕流注重症，勢張未定也。

（處方）老蘇梗、赤芍藥、廣陳皮、黃防風、片薑黃、當歸鬚、白杏仁、薑半夏、白蒺藜、江枳殼、絲瓜絡。

二診，痛緩。

（處方）鮮桑葉、老蘇梗、赤芍藥、白蒺藜、廣陳皮、江枳殼、絲瓜絡、當歸鬚、黃防風、薑半夏、片薑黃、瓜蔞、生甘草。

三診

（處方）鮮桑枝、羚羊角、紋秦芃、橘紅、白杏仁、赤苓、甘草節、黃防風、蒺藜、半夏、土貝母、赤芍、絲瓜絡。

四診，蒸膿未透。

（處方）當歸身、黃防風、全瓜蔞、土貝母、生甘草、赤芍藥、炙陳皮、皂角刺、白桔梗、鮮桑枝、明乳香。

五診，手腕流注已潰。

（處方）西洋參、赤芍、陳皮、忍冬、生綿耆、半麯、雲苓、草節、當歸身。

六診

（處方）西洋參、小川芎、赤芍、赤苓、忍冬、綿耆、白歸身、陳皮、雲苓、甘草節、鮮桑枝。

七診，手背仍腫。

（處方）北沙參、雲茯神、綿耆、小川芎、土貝母、鮮桑枝、赤

　　芍、夜交藤、歸身、陳皮、忍冬藤、生甘草。

　　九診，手指及手背不能屈伸。

（處方）綿耆、小川芎、忍冬藤、嫩桑枝、小生地、白歸身、甘
　　　　草節、絲瓜絡、生川貝、廣陳皮。

　　十診

（處方）小生地、白歸身、土貝、鮮桑枝、牡丹皮、綿耆、赤芍
　　　　藥、茯苓、絲瓜絡、廣陳皮、忍冬。

　　十一診

（處方）中生地、雲茯苓、白蒺藜、絲瓜絡、廣陳皮、赤芍、整
　　　　玉竹、夜交藤、甘草節、鮮桑枝、歸身。

　　十二診

（處方）小生地、整玉竹、橘紅、歸身、草節、西洋參、川貝、
　　　　丹皮、赤芍、絲瓜絡、鴨血拌炒桑枝。

案2 沈，右，八月廿七日。**風邪濕痰痹絡，左手腕流注，漫
腫而痛。欲蒸膿象，防重。**

（處方）蘇梗、桑枝、紋秦艽、赤芍、歸身、防風、蒺藜、製半
　　　　夏、防己、瓜蔞、枳殼。

　　二診

（處方）白蒺藜、漢防己、片薑黃、赤芍、枳殼、紋秦艽、黃防
　　　　己、絲瓜絡、歸身、草節、鮮桑枝、土貝。

　　三診，流注已潰。

（處方）生耆皮、雲茯苓、赤芍藥、鮮桑枝、甘草節、土貝、天
　　　　花粉、小川芎、白歸身、忍冬藤、陳皮。

案3 馬。**風溫熱三氣襲絡，右手腕漫腫作痛，手指屈而不
伸。防成流注，冀消為吉。**

（處方）蘇梗、羚羊角、薑黃、秦艽、川芎、防風、白蒺藜、當
　　　　歸、瓜絡、防己、桑枝。

第二節 臂部流注（計7案例）

案1 徐，左，二月八日。風寒濕痰痺絡，右臂流注，漫腫而痛，按之板硬，形勢頗大，往來寒熱，難以消退。

（處方）老蘇梗、黃防風、白杏仁、生甘草、赤芍藥、全當歸、薑半夏、江枳殼、鮮桑枝、廣陳皮、絲瓜絡。

二診

（處方）蘇梗、防風、片薑黃、赤茯苓、川芎、鮮桑枝、當歸、陳皮、白蒺藜、生甘草、半夏、江枳殼。

三診，流注漸小。

（處方）蘇梗、黃防風、白蒺藜、枳殼、川芎、白芥子、當歸、陳皮、片薑黃、甘草、薑半夏、鮮桑枝。

四診，流注似消。

（處方）川羌活、川芎、半夏、片薑黃、白蒺藜、當歸、防風、橘紅、紋秦艽、防己、桑枝。

案2 賈。暑風濕痰痺阻於絡，右臂流注，紅腫化痛。欲蒸膿象，慮其轉重。擬疏此化痰法。

（處方）藿梗、薑黃、枳殼、川貝、甘草、防風、白蒺、瓜絡、陳皮、荷梗、赤芍。

陳，如。暑濕挾痰，右臂流注，漫腫化痛，起經旬日，勢難消退者。

（處方）蘇梗、枳殼、赤芍、薑夏、川芎、當歸、陳皮、羚角。

案3 沈。風邪挾痰痺絡，右臂流注，漫腫作痛，按之板硬，寒熱往來。欲蒸膿象，理之棘手。

（處方）蘇梗、川芎、土貝、陳皮、防己、姜黃、杏仁、桑枝、白蒺、當歸。

二診

（處方）去防己、杏仁，加芥子、防風、赤芍、茯苓。

三診

（處方）耆皮、甘草、當歸、角針、花粉、白芷、赤芍、土貝、冬藤、川芎。

案4 顧。暑風挾痰痹絡，右臂漫腫作痛，現發兩枚，難消退者。

（處方）蘇梗、木香、當歸、甘草、半夏、赤苓、防風、川芎、赤芍、桔梗、陳皮、枳殼。

案5 沈。暑風濕熱化毒，左臂爛皮流注，潰膿不爽，腐爛迅速，紫腫異常。毒鬱不化。擬清化提毒法。

（處方）犀角、赤芍、防風、山梔、江枳殼、鮮地、藿香、黃芩、土貝、絲瓜絡、六一散。

案6 顧。暑風濕痰，右臂流注，漫腫作痛，現結三枚。欲蒸膿之象，防重。

（處方）防風、當歸、桔梗、陳皮、角針、白芷、赤芍、甘草、土貝、乳香。

案7 張。風溫挾痰痹絡，右臂流注，潰孔成管不一，膿水清稀，餘腫餘堅不化，舌苔焦黑，脈息細數。毒火留戀不解也。

（處方）細地、陳皮、丹皮、土貝、赤芍、知母、連翹、花粉、冬藤、茅根、甘草。

第三節　臂腋流注（計1案例）

案1 宋，左，六月九日。暑風濕痰痹絡，右臂腋間，結核三枚，漫腫而痛，按之板硬，色白不變。是乃臂腋流注

也，恐難消盡。擬疏泄化痰法。

（處方）廣藿梗、黃防風、陳皮、白蒺藜、土貝、赤芍藥、白杏
　　　　仁、瓜蔞、片薑黃、荷梗、絲瓜絡。

　　　　二診

（處方）土貝、陳皮、桔梗、萊菔子、半夏、藿梗、赤苓、枳
　　　　殼、白蒺藜、甘草、片薑黃。

　　　　三診

（處方）老蘇梗、陳皮、瓜蔞、佩蘭葉、赤芍藥、當歸身、半
　　　　夏、枳殼、絲瓜絡、旋覆花、土貝。

　　　　四診，消而未盡。

（處方）製香附、石決明、陳皮、赤苓、旋覆花、當歸身、半夏
　　　　、枳殼、甘草、佛手皮。

　　　　五診

（處方）製香附、赤芍、片姜黃、絲瓜絡、當歸鬚、旋覆花、陳
　　　　皮、白蒺藜、佛手皮、半夏。

　　　　六診

（處方）旋覆花、絲瓜絡、片薑黃、薑半夏、石決明、當歸鬚、
　　　　白蒺藜、海浮石、陳皮、夜交藤。

　　　　七診

（處方）旋覆花、白蒺藜、茯苓、赤芍、夜交藤、石決明、絲瓜
　　　　絡、陳皮、歸鬚、薑半夏。

　　　　八診

（處方）旋覆花、薑半夏、絲瓜絡、雲苓、夜交藤、當歸鬚、廣
　　　　陳皮、白蒺藜、甘草、鮮藕汁、石決明。

　　　　九診

（處方）旋覆花、川貝、絲瓜絡、石決明、白芥子、橘紅、土
　　　　貝、當歸鬚、鮮佛手皮。

十診

（處方）旋覆花、製米粒、土貝母、橘紅、白蒺藜、江枳殼、赤
　　　苓、甘草、當歸鬚、白芥子、佛手皮。

第四節　背膊流注（計4案例）

案1　蔣。背膊流注，潰膿之後，內裡真虛，正虧毒戀，防其
　　　成管。擬補托法。

（處方）黨參、於朮、炙草、耆皮、歸身、生地、雲苓、陳皮、
　　　川芎、赤芍。

案2　項。背膊痰寒流注，漫腫板硬，色白木痛，形勢頗大。
　　　難以消退者，慮其正不克邪之險。

（處方）桂枝、半夏、羌活、陳皮、芥子、川芎、雲苓、當歸、
　　　甘草、赤芍。

案3　韓。暑風濕痰痹絡，右臂膊流注，腫痛連及左臂，勢將
　　　牽藤，症機未定也。擬疏散法。

（處方）荊防敗毒散加蔥。

案4　陳，左，病後元虛邪戀，挾痰凝聚背膊流注，潰者潰，
　　　腫者腫。體虛任重，變險可慮也，擬托裡提毒法。

（處方）托裡提毒散去參、芷、銀花，只加陳皮。

第五節　腋胛流注（計8案例）

案1　王，幼。暑風濕熱襲肺脾，遍體天疱瘡，背部為盛，作
　　　癢流水，時發時止，已經匝月。濕熱挾痰痹絡，復發腋
　　　胛流注，結核堅腫，恐難消退者。

（處方）老蘇梗、歸鬚、陳皮、桔梗、荷梗、旋覆花、半夏、枳

殼、生草、赤苓、土貝。

二診

（處方）廣藿梗、薑半夏、陳皮、歸鬚、淡茯苓、黃防風、江枳
殼、土貝、佛手、益元散、赤芍。

三診

（處方）桑葉、杏仁、廣陳皮、橘紅、赤芍、丹皮、半夏、旋覆
花、瓜蔞、歸鬚、枇杷葉。

四診

（處方）青蒿梗、枳殼、橘紅、雲苓、竹茹、牡丹皮、半夏、川
貝、甘草、苡仁、絲瓜絡。

案2 吳，左。痰凝濕阻，右腋胛流注，結腫而痛，已逾旬
日。欲蒸膿象，防重。

（處方）老蘇梗、全當歸、赤芍、桔梗、角針、黃防風、陳皮、
瓜蔞、生草、土貝。

二診

（處方）防風、陳皮、當歸、桔梗、角針、瓜蔞、赤芍、乳香、
生草、土貝。

三診，復感新風，頸間風痰結核，腫脹，寒熱往來。

（處方）柴胡、荊芥、赤芍、枳殼、桔梗、牛蒡、防風、杏仁、
橘紅、土貝、荷邊。

案3 黃。痰氣交阻，右腋胛流注，按之堅硬，已經半月。寒
熱往來，難以消退，擬疏通化痰法。

（處方）蘇梗、半夏、香附、新絳、橘核、芥子、廣皮、旋覆、
歸鬚、青皮。

二診

（處方）防風、赤芍、丹皮、桔梗、角針、當歸、白芷、土貝、
乳香、草節。

案4　吳。暑濕挾痰痹絡，右腋胛流注。起經匝月，色絳轉紅，已具蒸膿之象，舌紅苔黃，脈息細數。擬仿活命飲治之。

（處方）防風、赤芍、陳皮、桔梗、白芷、土貝、當歸、角針、甘草。

案5　金。痰氣阻絡，右腋胛流注，結核腫硬，已經二旬，恐難消退者。

（處方）蘇梗、香附、當歸、土貝、旋覆、青皮、芥子、茯苓、橘核、絳猩、半夏。

　　　二診

（處方）去青皮、橘核、芥子，加廣皮、甘草。

案6　石，左。痰氣阻絡，左腋胛流注，結核腫痛，按之堅硬，寒熱往來，已經匝月。漸有蒸膿之象，慮其轉重。擬疏泄化痰法。

（處方）蘇子、旋覆、半夏、甘草、歸尾、芥子、香附、廣皮、赤芍、茯苓、絳猩。

　　　二診

（處方）去蘇梗、茯苓、赤芍、甘草、香附，加枳殼、青皮、天蟲、土貝。

　　　三診

（處方）耆皮、茯苓、廣皮、土貝、當歸、甘草、瓜絡、赤芍、半夏。

案7　方。瘡久濕盛生痰，痰隨氣阻，痹於絡中，左腋胛流注，結核腫痛，按之堅硬，形勢巨大，難以消退者。

（處方）旋覆、香附、蘇梗、半夏、歸頭鬚、新絳、青皮、枳殼、橘核、天□。

　　　二診

（處方）疏肝導滯湯加橘核、土貝。

案8 陳。濕痰阻氣，左腋胛流注，結核腫痛。起經匝月，寒熱往來，欲蒸膿象，慮其轉重。擬托裡法。

（處方）耆皮、當歸、桔梗、甘草、川芎、赤芍、白芷、角針、土貝。

陳少奶奶丸方（王瘰峰擬）

製首烏五兩、白芥子七錢、白茯苓三兩、廣橘紅〔水炙〕一兩、當歸身〔酒炒〕三兩、四製香附二兩、風化硝五錢、白蒺藜〔去刺，炒〕三兩、大白芍三兩、生鱉甲五兩、眞川貝一兩五錢、左牡蠣〔煅〕四兩、牡丹皮〔炒〕一兩五錢、生甘草三錢、黑山梔三兩、淡昆布二兩。上藥如法炮製，各研細末，和勻。用旋覆花一兩，煎湯代水。入鮮竹瀝二兩，泛丸如川楝子大。每日服三、四錢，夏枯草湯送下。

第六節 穿腋流注 （計1案例）

案1 周。痰氣交阻，右穿腋流注，雖潰膿未外泄，毒留不化。擬疏通提毒法。

（處方）防風、當歸、川芎、桔梗、陳皮、花粉、土貝、甘草、銀花。

第七節 環肩流注 （計5案例）

案1 唐，右。暑風濕痰痹絡，環肩流注，漫腫而痛，形如盤旋，內潰吐膿，膿出無數，正氣大傷，舌苔剝落，脈來濡數細。深恐告脫也。

（處方）人參鬚、當歸身、川貝、雲苓、生草、麥多肉、赤芍、

　　　　　橘紅、桔梗、粳米。

　　　　　二診，咳嗽吐痰，額汗神疲。

（處方）蛤殼、人參鬚、川貝、茯神、苡仁、桑白皮〔蜜汁〕、莧
　　　　　麥肉、橘白、甘草、粳米、甜杏仁。

　　　　　三診，內外兩潰。

（處方）人參鬚、製於朮、川石斛、橘紅、炙甘草、麥冬肉、綿
　　　　　黃耆、眞川貝、茯神、稻根鬚、苡仁。

　　　　　四診，咳止便□。

（處方）潞黨參、綿耆、廣橘白、歸身、雲苓、製於朮、川貝、
　　　　　川石斛、白芍、甘草、糯稻根鬚。

案2 李。伏暑挾痰痺絡，右環肩流注，漫腫而痛，形如覆
　　　碗。欲蒸膿象，慮其轉重。

（處方）當歸、赤芍、瓜蔞、桔梗、角針、防風、陳皮、白芷、
　　　　　生草、土貝。

　　　　　二診

（處方）生耆皮、陳皮、生草、赤芍、角針、瓜蔞、桔梗、川
　　　　　芎、歸身、土貝。

　　　　　三診，開潰。

（處方）潞黨參、製冬朮、白芍、甘草、綿耆、歸身、茯神、陳
　　　　　皮、夜交藤。

　　　　　四診，膿出清稀。

（處方）潞黨參、綿黃耆、白歸身、雲苓、夜交藤、大生地、東
　　　　　白芍、川芎、甘草、厚杜仲。

　　　　　五診，腹痛便瀉。

（處方）廣藿梗、炒冬朮、廣木香、桔梗、赤芍、紫厚朴、炙陳
　　　　　皮、江枳殼、生草、雲苓。

　　　　　六診，便痢已止，滿口生疳。

（處方）細生地、天花粉、黑梔、甘草、人中黃、綿茵陳、赤苓、金石斛、淡芩、枳殼、赤芍藥、澤瀉、枇杷葉。

案3 蕭，右。產後營虛，風寒濕痰痹絡，左環肩流注，漫腫而痛，往來寒熱。起經旬日，難以消退。

（處方）炒桑枝、蘇梗、木香、半夏、枳殼、川芎、桔梗、歸身、防風、陳皮、赤苓、赤芍、生草。

二診

（處方）防風、土香、半夏、桔梗、土貝、歸身、陳皮、乳香、生草、角針。

案4 陸，左。風寒濕痰痹阻於絡，右環肩流注，腫硬作痛，形勢巨大。已經二旬，難以消退者。

（處方）荊芥防毒散。

案5 郭，左。濕痰暑風痹絡，左環肩流注，漫腫作痛，形勢頗大。欲蒸膿象，慮其轉重。

（處方）老蘇梗、當歸、防風、薑半夏、苦桔梗、茯苓、小川芎、烏藥、陳皮、江枳殼、廣木香、生草。

第八節 結胸流注（計3案例）

案1 朱，左。暑風濕痰痹絡，結胸流注，漫腫作痛，咳嗽頻頻。已經二旬，難以消退。擬疏泄化痰法。

（處方）老蘇梗、炒牛蒡、防風、萊菔子、白杏仁、前胡、苦桔梗、枳殼、白芥子、土貝母、枇杷葉。

案2 顧，左。暑風濕痰痹絡，結胸流注，腫痛腫膿。起逾旬日，不易消退。

（處方）蘇梗、薑半夏、當歸、赤芍、白芥子、防風、江枳殼、蒺藜、陳皮、白杏仁、絲瓜絡。

案3 何。風邪挾痰痹絡，左結胸流注，漫腫酸楚，按之板硬，形如覆盆。已經二旬，難以消退，防重。

（處方）蘇梗、蒺藜、前胡、半夏、甘草節、防風、杏仁、枳殼、陳皮、絲瓜絡。

第九節　纏頸流注（計1案例）

案1 許，琥珀。暑風挾痰痹絡，左纏頸流注，紅腫作痛，攻形不一，蒸膿欲潰也。

（處方）羚羊角、赤芍、炒牛蒡、白杏仁、土貝母、江枳殼、製蠶、苦桔梗、天花粉、陳皮。

第十節　胃脘流注（計2案例）

案1 張，左。暑濕挾滯而為積利，利止太早，其邪留戀胃脘，流注漫腫作痛，按之板硬，色白不變。起逾二旬，恐難消退，慮其正不克邪之險。擬疏通法。

（處方）老蘇梗、廣木香、江枳殼、焦麥芽、焦六麯、製川朴、小青皮、赤芍、鮮佛手、薑半夏、茯苓。

案2 吳，右。濕痰阻氣，胃脘流注，結核堅硬，時痛時止，已經旬日，舌白，脈濡滑。擬疏通化痰法。

（處方）老蘇梗、廣木香、薑半夏、白芥子、白茯苓、製川朴、枳殼片、小青皮、萊菔子、春砂仁、赤芍。

第十一節　脅肋流注（計8案例）

案1 郁。暑風濕熱痹絡，左肋流注，漫腫作痛，形如覆碗。起經二旬，寒熱往來，咳嗽痰出不爽，舌白脈滑，慮其

　　正不克敵之險。擬疏泄法。

（處方）蘇子、前胡、半夏、桔梗、甘草、杏仁、枳殼、陳皮、
　　　　赤苓、瓜絡、佛手。

案2 李。暑濕挾痰痹絡，右肋髀流注，腫脹而痛，色漸轉
　　　紅。已有成膿之象，防重。

（處方）防風、當歸、桔梗、角針、白芷、赤芍、甘草、陳皮、
　　　　土貝母。

案3 丁，左。暑風濕痰痹絡，右肋漫腫酸楚，色白不變，漸
　　　成流注，生發未定也。

（處方）荊芥敗毒散加蔥頭。

案4 王，左。暑風濕痰痹絡，左脅肋流注，漫腫作痛，按之
　　　板硬，形勢頗大，難以消退。擬疏通化痰法。

（處方）藿香、土香、當歸、烏藥、枳殼、防風、半夏、陳皮、
　　　　桔梗。

案5 馬。氣阻於絡，痰痹不宣，右脅漫腫，色白不變，由來
　　　匝月。是乃流注，冀其由漸消散。

（處方）旋覆花、絳猩、桔梗、香附、枳殼、白芥子、歸鬚、青
　　　　皮、瓜蔞、蘇梗。

案6 孫，左。痰凝氣聚右脅之下，腫硬作痛，色白不變。遷
　　　延二旬，漸□流注，冀消為吉。

（處方）三子養親湯，加覆花、甘草、青皮、枳殼、猩絳、香附
　　　　、當歸、瓜蔞。

　　　　二診

（處方）蘇梗、萊菔子、甘草、新絳、半夏、芥子、旋覆花、赤
　　　　苓、歸鬚、麥芽。

　　　　三診

（處方）去香附、歸鬚、麥芽，加青皮。

案7 周，左。流注潰久不斂，勢有生管之象，肉理空虛，脈和神爽，正氣當可支持，唯病在經絡，筋失榮養，絡氣不和。擬養營舒筋法。

（處方）人參鬚、夜交藤、桑椹子、歸身、木瓜、大生地、生鱉甲、雲茯苓、白芍、杜仲、龜板。

二診

（處方）人參鬚、大熟地、歸身、杜仲、炙甘草、麥冬肉、淮山藥、白芍、龜板、川柏、雲茯苓、知母、豬脊髓。

三診

（處方）人參鬚、北五味、懷山藥、雲茯苓、肥知母、龜板、麥冬肉、大熟地、生白芍、川黃柏、厚杜仲、牙屑。

四診

（處方）人參鬚、白芍、山藥、象牙屑、沙蒺藜、川柏、大熟地、歸身、茯苓、龜板、杜仲、知母、豬脊筋。

案8 尤，左。右肋下流注，結核作痛，往來寒熱，勢難消退。

（處方）蘇梗、香附、歸身、半夏、瓜蔞、覆花、絳猩、赤芍、陳皮、枳殼。

二診

（處方）老蘇梗、旋覆花、江枳殼、歸鬚、懷膝、青蔥管、白芥子、薑半夏、廣陳皮、香附、新絳、赤苓。

三診

（處方）蘇梗、歸鬚、江枳殼、半夏、茯苓、香附、白芥子、赤苓、陳皮、甘草。

四診

（處方）黨參、綿耆、歸身、半麯、甘草、冬朮、陳皮、赤芍、

雲苓、夜交藤。

第十二節 脅胁流注 （計1案例）

案1 李，左。暑風濕痰痹絡。右脅胁流注，漫腫作痛，現結
兩枚，色白不變。病在肝絡，不易消退者。擬疏通化痰
之法。

（處方）蘇梗、旋覆花、土貝、猩絳、半夏、陳皮、橘核、枳殼
、當歸。

第十三節 纏腰流注 （計6案例）

案1 鄭。風寒濕痰痹絡，右纏腰流注，漫腫作痛，形如覆
碗。已經旬日，難以消退，慮其正不勝邪之險。

（處方）蘇梗、赤苓、陳皮、當歸、枳殼、木香、半夏、川芎、
赤芍、桔梗、生草。

案2 趙，左。風寒濕痰痹絡，右纏腰流注，漫腫作痛，皮色
不變。起經二旬，寒熱往來，難以消退。

（處方）蘇梗、枳殼、木香、赤芍、烏藥、赤苓、歸尾、陳皮、
防風、桔梗、薑夏、生草。

案3 褚，左。風寒濕痰痹絡，右纏腰流注，漫腫作痛，形如
覆碗。症甫旬日，勢屬難消，慮其正不勝邪之險。

（處方）老蘇梗、台烏藥、歸身、苦桔梗、陳皮、製半夏、木香
、川芎、赤芍、枳殼、甘草、茯苓。

二診

（處方）生耆皮、獨活、香白芷、赤芍、生草節、小川芎、當
歸、台烏藥、牛膝、小茴香。

案4 梁，左。濕痰痹絡，左纏腰流注，結核三枚，潰者潰，腫者腫，邪踞於絡，尚慮攻頭。擬托裡化毒法。

（處方）生耆皮、赤芍、陳皮、絲瓜絡、當歸、製蠶、土貝、天花粉、赤苓。

案5 朱，右。暑濕熱阻氣，與痰濁凝聚在絡，左腰漫腫作痛，寒熱往來。症越七日，仍纏腰流注，重症恐消不及矣。

（處方）旋覆花、青蔥管、製香附、白芥子、漢防己、眞猩絳、老蘇梗、單桃仁、白蒺藜、絲瓜絡、歸鬚。

案6 黃，左。風寒濕三氣襲痹於絡，始因兩腿酸楚，繼及於腰，作痛巨甚，按之板硬，慮成纏腰流注。治以疏散宣絡之法。

（處方）川桂枝、秦艽、川獨活、漢防己、白蒺藜、粉萆薢、歸身、小川芎、鮮桑枝、懷牛膝、威靈仙。

第十四節　穿腸流注（計7案例）

案1 錢，左。濕熱挾痰阻氣，少腹穿腸流注，腫硬作痛，形如盤旋。已經二旬，斷難消退，防重。

（處方）旋覆花、川玉金、小青皮、赤芍、金鈴子、廣藿梗、薑半夏、江枳殼、歸身、炒延胡。

二診

（處方）木香、旋覆花、全瓜蔞、單桃仁、赤芍、青皮、枳殼汁、薑半夏、佩蘭葉、製蠶、歸尾。

三診

（處方）小青皮、旋覆花、金鈴子、瓦楞子、佩蘭葉、江枳殼、廣木香、炒延胡、當歸尾、楂炭、赤芍。

四診，欲蒸膿象。

（處方）防風、赤芍、瓜蔞、桔梗、角針、當歸、陳皮、土貝、生草、乳香。

案2 陳。濕痰痹絡，右腰旁穿腸流注，漫腫作痛。已經五候，難以消退。擬疏通法。

（處方）蘇梗、半夏、覆花、枳殼、芥子、陳皮、赤苓、甘草、桔梗。

案3 朱。氣阻於痹，挾痰凝聚，左肋之下結核作痛，按之板硬。已經旬日，漸成穿腸流注，冀消為吉。

（處方）蘇梗、旋覆、桃仁、歸鬚、瓜蔞、芥子、青皮、猩絳、枳殼、香附。

案4 吳。氣阻於絡，右脅之下抽掣作痛，漸有腫脹。慮成穿腸流注，冀消為吉。

（處方）桑葉、香附、青皮、歸鬚、丹皮、芥子、桃仁、新絳、旋覆花。

案5 孫。痰濕痹阻，左肋之下穿腸流注，漫腫作痛，形勢頗大。內膿已成，慮其潰後虛波之險，擬提托法。

（處方）川芎、當歸、花粉、甘草、耆皮、赤芍、茯苓、桔梗、角針。

案6 顧。濕痰蘊滯，氣阻於絡，左脅之下板硬作痛。起將旬日，慮成穿腸流注，冀消為吉。

（處方）蘇梗、旋覆、瓜蔞、山楂、當歸、芥子、猩絳、枳實、麥芽、香附。

案7 顧。濕痰痹絡，右小腹穿腸流注，腫脹而痛。擬托裡法。

（處方）耆皮、陳皮、甘草、赤苓、花粉、當歸、白芷、桔梗、

角針、川芎。

第十五節　縮腳流注（計3案例）

案1　尤。風寒濕痰痹絡，左胯結核作痛，痛連少腹，足屈不伸。已經匝月，是乃縮腳流注，冀消為吉。擬疏通痹絡法。

（處方）桂枝、蒺藜、薑黃、秦艽、桑枝、獨活、防己、威靈、歸鬚、牛膝、木瓜。

案2　許。陰虛體質，痰火痹絡，左少腹之下結核，抽掣作痛，痛連環跳，足屈不伸，漸成縮腳流注，脈來弦數，舌苔糙白。其病在絡，不易消退。

（處方）桑葉、薏仁、旋覆花、歸鬚、牛膝、丹皮、絳屑、絲瓜絡、防己、赤苓。

案3　龔，左。風邪濕熱，挾痰痹絡，右胯結核，大小不一，抽痛而酸，足屈不伸，淹纏一月，乃縮腳流注象也。慮其正不克邪，變險可慮。擬疏通絡痹法。

（處方）川桂枝、歸鬚、紋秦艽、白蒺藜、生石膏、防己、威靈仙、片薑黃。

第十六節　臀部流注（計1案例）

案1　汪，右。暑風濕熱，挾痰痹絡，右臀流注，腫痛色紅，寒熱，經旬。勢在方張，蒸膿末透。治以疏通提毒法。

（處方）當歸、生甘草、赤芍、角刺、苦桔梗、白芷、天花粉、陳皮、防風、土貝母。

第十七節　坐馬流注（計6案例）

案1　張，左。濕痰痹絡，右腿下面坐馬流注，漫腫作痛，寒熱往來，脈息數大。欲蒸膿象，防重。擬疏通提毒法。

（處方）防風、陳皮、香白芷、赤芍、角針、土貝、苦桔梗、製乳香、生佛手、草節。

案2　繆，左。風寒濕痰痹絡，右臀坐馬流注，漫腫作痛，寒熱往來。已有蒸膿之象，慮其轉重。擬疏通提毒法。

（處方）仙方活命飲

　　　　二診

（處方）生耆皮、角刺、川芎、桔梗、當歸、陳皮、赤芍、赤苓、生草節。

　　　　三診

（處方）前方加土貝母。

案3　徐，左。風寒濕痰痹絡，左腿下面坐馬流注，腫硬作痛，寒熱往來，來勢甚重，擬疏通化痰法。

（處方）桑枝、川桂枝、白芥子、川獨活、漢防己、大豆卷、威靈、防風、土貝母、歸尾、赤苓、陳皮、牛膝 。

　　　　二診

（處方）前方去豆卷、防風、赤苓，加覆花、猩絳。

案4　莊。風寒濕痰痹絡，右腿下面坐馬流注，腫硬作痛，形勢頗大。起經二月，難以消退。

（處方）川桂枝、威靈、川獨活、漢防己、歸鬚、淮牛膝、防風、赤苓、陳皮、桑枝、芥子。

　　　　二診

（處方）前方去防己、赤苓，加半夏、澤瀉。

　　　　三診

（處方）當歸鬚、角刺、赤芍、桔梗、土貝母、防風、乳香、陳皮、沒藥、生草。

案5 周，左。濕痰痹絡，右腿下面坐馬流注，蒸膿作痛。已逾三月，慮其轉重。擬疏通提毒法。

（處方）老蘇梗、陳皮、防風、桔梗、土貝母、桂鬚、角針、赤芍、乳香、生草。

案6 徐，左。風邪濕熱，挾痰痹絡，右臀坐馬流注，漫腫作痛，形勢頗大，寒熱往來。肛癰繼起，腫硬作痛。一身兩症，恐有不克勝任之險。

（處方）藿香、黑山梔、小川連、陳皮、歸尾、枳殼、赤芍、赤苓、防風、澤瀉、淡芩、瓜蔞皮。

第十八節 跨馬流注（計13案例）

案1 沈，左。濕痰痹絡，氣阻營凝，左胯跨馬流注，結核酸楚，足屈不伸，小溲窒塞，澀而痛，大便閉結，是濕熱壅阻腑絡也。

（處方）廣木香、歸尾、佛手皮、瞿麥、車前子、紅琥珀、玉金、益元散、扁蓄、佩蘭葉、木通。

二診

（處方）藿梗、牡丹皮、全瓜蔞、茯苓、赤芍、歸鬚、薑半夏、川通草、萆薢、防己、益元散、江枳殼、佩蘭葉。

案2 王，右。濕痰痹絡，氣阻營凝，左胯跨馬流注，結核腫痛，形勢頗大。已經二旬，難以消退者。

（處方）蘇梗、赤芍、製香附、防己、枳殼、歸身、陳皮、半夏、牛膝、赤苓、桑枝。

二診

（處方）旋覆花、赤芍、製香附、廣陳皮、懷牛膝、白歸身、枳殼、白芥子、薑半夏、澤瀉。

　　　三診，腫消。

（處方）老蘇梗、旋覆花、白芥子、枳殼、懷膝、漢防己、白歸身、赤芍藥、陳皮、赤苓。

案3　袁，右。風寒濕痰痹絡，左腿跨馬流注，結核腫脹，腫勢散蔓，曾有寒熱，恐難消退。擬疏散法。

（處方）荊防敗毒散全方。

　　　二診

（處方）川桂木、小川芎、防風、江枳殼、威靈、漢防己、川獨活、歸尾、陳皮、白芥子、赤苓、懷牛膝。

案4　俞，左。肝腎陰虛，濁液生痰，痰痹於絡，右跨馬流注。起經三載，攻竄不一，時發時止，漸次長大。病在本元，藥力難以驟效。

（處方）生西洋參、川貝母、白芍藥、廣橘紅、製首烏、歸身、石決明、雲茯苓、嫩鉤鉤、夜交藤。

案5　劉，左。暑風濕痰痹絡，右腿內側跨馬流注，結核腫痛，寒熱往來，形勢頗重，恐難消退者。

（處方）廣藿梗、防風、防己、薑半夏、枳殼、澤瀉、大豆豉、赤芍、陳皮、懷牛膝、赤苓、鮮佩蘭。

案6　徐，左。暑風濕痰痹絡，右跨馬流注，結核腫痛，少腹流火，紫腫作脹，曾有寒熱，勢張未定也。擬疏通滲濕法。

（處方）廣藿梗、漢防己、赤芍、陳皮、懷牛膝、防風、粉萆薢、塊滑石、枳殼、佩蘭葉、赤苓。

案7　黎，左。努力阻氣，濕痰痹絡，右腿結核累累，色白木

痛。慮成流注，冀消為吉。

（處方）老蘇梗、新絳屑、歸鬚、防己、橘核、旋覆花、製半夏
、陳皮、萆薢、赤苓、絲瓜絡。

案8 王，左。溫邪濕痰痹絡，右腿跨馬流注，腫脹如軸，板
硬作痛，色澤泛紫，勢有作腐之象。舌光如鏡，口舌生
疳，脈來濡細，神情委頓。熱傷陰液，恐有乘虛毒險之
險。勉擬存陰泄邪法。

（處方）羚羊角、大麥冬、天花粉、丹皮、鮮藿斛、細生地、知
母、懷牛膝、赤芍、甘中黃。

案9 龔，左。風寒濕痰，痹阻於絡，右腿跨馬流注，結核腫
痛，痛連少腹，寒熱往來，恐難消退者。擬疏通化痰
法。

（處方）川桂枝、當歸、白蒺藜、威靈仙、懷牛膝、川獨活、陳
皮、白芥子、片薑黃、鮮桑枝、防己。

案10 施，左。暑風濕熱，挾痰痹絡，左跨馬流注，潰眼三
孔，膿泄不爽，堅腫不化。深慮攻竄，理之棘手。

（處方）生耆皮、歸尾、陳皮、白杏仁、生甘草節、甜冬朮、赤
芍、製蠶、土貝母、雲茯苓。

案11 范，右。濕痰痹絡，右腿跨馬流注，腫硬作痛，形勢頗
大。欲蒸膿之象，防重。

（處方）歸尾、防風、桔梗、陳皮、乳香、赤芍、白芷、角針、
土貝、生草。

案12 沈，左。暑風濕痰痹絡，右跨馬流注，腫痛潰膿，膿泄
不暢，正虛毒戀。治宜補托。

（處方）六君子湯加耆皮、歸身、赤芍。

案13 陸，左。暑風濕痰痹絡，右跨馬流注，漫腫作痛，形勢
巨大。已經四旬，難許消退者，慮有正不克邪之險。擬

托裡法。

（處方）托裡消毒散去銀花、人參、於朮，加陳皮。

第十九節　冬瓜流注（計9案例）

案1　趙，左。風寒濕痰痹絡，右腿下面冬瓜流注，漫腫而痛，形勢頗大。現值蒸膿之候，當恐轉重。

（處方）活命飲全方。

二診，冬瓜流注已潰。

（處方）西洋參、生耆皮、赤芍、半夏、甜冬朮、歸身、陳皮、生草、雲茯苓。

三診，冬瓜流注，潰後少寐。

（處方）潞黨參、歸身、大有耆、白芍、甜冬朮、半夏麯、雲苓、廣陳皮、甘草、夜交藤。

四診

（處方）前方去白芍、冬朮，易忍冬藤、淮膝、赤芍。

五診，流膿帶血，痰多。

（處方）黨參、雲茯苓、陳皮、赤芍、鮮桑枝、綿耆、半夏麯、草節、歸身、淮牛膝、木瓜。

六診

（處方）前方去綿耆、木瓜、半夏麯、牛膝，加大生地、川芎、忍冬。

七診

（處方）前方去陳皮、赤芍、桑枝，加木瓜、杜仲、白芍。

案2　金，左。風寒濕痰痹絡，右腿冬瓜流注，漫腫脹痛，按之堅硬，形勢頗大，往來寒熱，慮其蒸膿轉重。

（處方）荊防敗毒散，加桔梗、薄荷、生薑、鮮桑枝。

二診

（處方）鮮桑枝、蘇梗、防風、陳皮、桔梗、赤苓、當歸、木
　　　　香、半夏、枳殼、生草、赤芍、牛膝。

三診，面浮，小溲短赤，流注腫痛。

（處方）川桂枝、桑白皮、陳皮、豬苓、五加皮、甜冬朮、赤苓
　　　　、半夏、澤瀉、大腹皮、鮮桑枝。

案3 劉，右。右腿上面冬瓜流注，漫腫酸楚，由來七日，曾
　　　　有寒熱，恐難消退。

（處方）荊防敗毒散，加桑枝一兩。

二診

（處方）蘇梗、川芎、陳皮、防風、防己、獨活、當歸、半夏、
　　　　懷膝、枳殼、桑枝。

三診

（處方）懷膝、川獨活、川芎、防風、半夏、枳殼、粉萆薢、廣
　　　　藿梗、當歸、陳皮、蒺藜、防己、鮮桑枝。

四診

（處方）川桂枝、當歸尾、川芎、威靈仙、懷牛膝、鮮桑枝、川
　　　　獨活、紋秦艽、防風、白芥子、漢防己、粉萆薢。

五診

（處方）川桂枝、全當歸、陳皮、全瓜蔞、赤芍藥、防己、川獨
　　　　活、防風、半夏、懷牛膝、佩蘭葉、桑枝。

六診

（處方）川桂枝、金石斛、黃防風、全瓜蔞、赤芍藥、桑枝〔雞
　　　　血拌炒〕、川獨活、全當歸、江枳殼、懷牛膝、防己、佩
　　　　蘭葉。

七診

（處方）川獨活、黃防風、懷牛膝、甘草梢、當歸、白蒺藜、小

川芎、白芥子、漢防己、澤蘭葉、桑枝、粉萆薢。

案4 唐。風寒濕痰，痹阻於絡，右腿冬瓜流注，漫腫作痛，形勢如軸，寒熱往來，舌白脈滑數。起逾旬日，欲蒸膿象，慮其轉重。擬疏通化痰法。

（處方）川桂枝、當歸鬚、陳皮、威靈仙、懷牛膝、川獨活、防風、白芥子、防己、赤苓、桑枝。

二診

（處方）仙方活命飲。

案5 陳，右。風寒濕痰痹絡，右腿上面冬瓜流注，漫腫作痛，按之板硬，形勢甚大，寒熱往來，難以消退者。

（處方）老蘇梗、小川芎、歸鬚、陳皮、懷牛膝、威靈仙、川獨活、白芥子、防風、赤苓、鮮桑枝、漢防己。

案6 褚，右。風寒濕痰痹絡，左腿上面冬瓜流注，漫腫作痛，寒熱往來，曾經鼻衄。邪已化熱，欲蒸膿象，最慮潰後轉虛之險。

（處方）老蘇梗、赤芍、肥知母、懷牛膝、陳皮、防己、川貝、天花粉、茯神、生草、桑枝。

案7 徐，左。風寒濕痰痹絡，左腿冬瓜流注，形勢漸大，堅腫如軸，上連胯腹，下及足底，硬板作痛，寒熱往來，舌紅苔剝，脈息濡細。體虛邪實，慮其不克勝任之臉。擬疏通化痰法。

（處方）老蘇梗、歸鬚、白芥子、漢防己、赤苓、川獨活、防風、威靈仙、陳皮、牛膝、桑枝。

案8 李，左。風寒濕痰痹絡，左腿上面冬瓜流注，腫硬作痛，形勢如軸，寒熱往來，欲蒸膿象，難以消退者。但舌光如鏡，唇燥口乾，脈息濡細而數，邪已化熱，熱必傷陰，變險可慮也。擬清化存陰法。

（處方）羚羊角、赤芍、知母、天花粉、懷牛膝、白蘆根、丹皮
、鮮藿斛、連翹、漢防己、白茯苓、生草節。

案9 王，左。暑風濕痰痹絡，左腿冬瓜流注，漫腫如軸，板
硬作痛，足屈不伸，身熱煩躁，舌紅苔薄，脈息濡數。
邪痹不宣，恐難消退，理之棘手。擬疏通絡痹法。

（處方）廣藿梗、生石膏、防風、肥知母、懷牛膝、生茅朮、製
半夏、赤芍、漢防己、焦六麴、赤苓。

第二十節　魚肚流注（計2案例）

案1 沈，左。濕痰痹絡，右足少股魚肚流注，漫腫作痛，按
之板實。已逾二旬，恐難消退。

（處方）川桂枝、川獨活、小川芎、威靈仙、懷牛膝、歸尾、紋
秦艽、白蒺藜、漢防己、淡木瓜、鮮桑枝。

案2 朱，右。濕痰痹絡，氣阻營凝，左少股魚肚流注，腫硬
作痛，色白不變。已經二旬，難以消退者。

（處方）老蘇梗、白芥子、川獨活、陳皮、江枳殼、懷膝、歸尾
、威靈仙、漢防己、白蒺藜、檳榔片、桑枝。

第二十一節　曲鰍流注（計6案例）

案1 張，左。風寒濕邪痹絡，左足委中曲鰍，腫硬作痛，慮
增寒熱。擬疏通法。

（處方）川桂枝、歸身、白蒺藜、威靈仙、懷牛膝、川獨活、防
風、片薑黃、漢防己、宣木瓜、鮮桑枝。

案2 錢，左。風寒濕痰痹絡，右足委中曲鰍，腫硬作痛，足
屈不伸，寒熱往來，已經半月，難以消退者。

（處方）老蘇梗、歸尾、大豆卷、香白芷、懷牛膝、獨活、防風
　　　、片薑黃、威靈仙、宣木瓜、鮮桑枝。

案3 沈，左。濕熱痺絡，右足委中曲鰍，腫硬作痛，欲蒸膿
　　　象，兼有流火，殊非輕視者。

（處方）防風、歸尾、角針、苦桔梗、粉萆薢、白芷、赤芍、陳
　　　皮、土貝母、生草。
　　　二診

（處方）生耆皮、歸尾、土貝、陳皮、漢防己、小川芎、製蠶、
　　　忍冬藤、生草節。

案4 周，左。風寒濕痰，痺阻於絡，右足委中曲鰍，腫硬作
　　　痛，曾有寒熱，恐難消退。擬疏通絡痺法。

（處方）川桂枝、歸尾、新絳屑、片薑黃、漢防己、川獨活、防
　　　風、白蒺藜、威靈仙、懷牛膝、桑枝。
　　　二診

（處方）生耆皮、角針、小川芎、天花粉、陳皮、赤芍、土苓、
　　　歸尾、苦桔梗、生草。

案5 蒯，左。搦痧傷絡，熱痺阻右足，委中曲鰍漫腫，潰膿
　　　盈碗成盆。營衛兩傷，餘腫不化，毒尚留戀，勢欲竄
　　　頭，理之棘手。

（處方）生西洋參、生綿耆、歸身、小川芎、絲瓜絡、小生地、
　　　甜冬朮、白芍、雲茯苓、生草。

案6 蔡，左。暑濕熱三氣痺絡，右足委中曲鰍，腫痛潰膿，
　　　膿未暢泄，餘腫餘堅不化，慮其竄頭。但營衛交虛，絡
　　　脈受傷，恐有延損之變。擬和營化毒，佐以宣絡一法。

（處方）生耆皮、歸身炭、白芍、雲茯苓、忍冬藤、細生地、小
　　　川芎、陳皮、淡木瓜、鮮桑枝、生草。

第二十二節 鶴膝流注（計3案例）

案1 朱。風寒濕痰痹絡，右膝漫腫酸楚，艱於舉動，漸成鶴膝流注重症，冀消為吉。擬疏泄通絡法。

（處方）桂枝、防己、秦艽、歸身、桑枝、木瓜、獨活、防風、靈仙、蒺藜、牛膝。

案2 沈，左。風寒濕邪痹絡，右鶴膝流注，漫腫色白，酸楚作痛，足屈不伸，寒熱往來，恐難消退。擬疏通絡痹法。

（處方）川桂枝、小川芎、防風、漢防己、懷牛膝、川獨活、歸尾、威靈、茯苓、宣木瓜、嫩蘇梗。

案3 李，左。暑風濕熱，痹阻於絡，左鶴膝流注，紅腫而痛，寒熱往來，來勢甚速，難以消退者。

（處方）廣藿梗、漢防己、赤芍、萆薢、忍冬藤、黃防風、威靈仙、枳殼、牛膝、六一散。

第二十三節 附骨流注（計10案例）

案1 吳，右。風邪濕痰，痹阻於絡，左腿上面附骨流注，漫腫酸楚，色澤不絳變，往來寒熱，來勢甚重，恐難消退。

（處方）廣藿梗、川獨活、粉萆薢、白蒺藜、當歸身、大豆卷、漢防己、鮮桑枝、晚蠶沙、防風、懷膝。

二診

（處方）製半夏、蘇梗、赤苓、赤芍、桑枝、新會皮、防己、生草、歸尾、懷膝、萆薢。

案2 程，右。半產之後，伏暑挾痰痹絡，左腿外側附骨流

注。起經兩月有餘，潰逾四旬，膿水淋漓，肉理空虛，孔眼甚深，不得生新，漸有成管之象。筋絡受傷，屈伸不利，惟恐延損。脈息濡細，舌苔薄白，神情委頓。氣陰兩虧，最難結局也。擬仿十全大補湯加減。

（處方）人參鬚、綿耆、製於朮、小川芎、炙甘草、大生地、白芍、白歸身、雲茯苓、夜交藤。

案3 田，左。風寒濕邪，痰痹絡，右腿膝痹痛，漸有腫脹。防發流注，冀消為吉。

（處方）老蘇梗、漢防己、白蒺藜、萆薢、桑枝、黃防風、紋秦芃、晚蠶沙、赤苓、歸鬚、懷膝。

二診，勢欲蒸膿。

（處方）蘇梗、當歸、赤芍、角針、防風、陳皮、桔梗、乳香、土貝、甘草。

三診

（處方）防風、赤芍、半夏、桔梗、川芎、當歸、陳皮、赤苓、甘草、角針、土貝。

四診，已潰。

（處方）潞黨參、綿耆、赤芍、甘草、甜冬朮、歸身、雲苓、川芎、陳皮。

五診，潰孔巨大。

（處方）潞黨參、大生地、生白芍、川芎、甘草、綿耆、白歸身、甜冬朮、雲苓、陳皮。

案4 孫。風寒濕痰，痹阻於絡，右腿外側附骨流注，結核腫硬，著骨作痛，色白不變。由來兩月，胸悶不飢，入夜少寐，往來寒熱，舌白脈濡。體虛邪實，難以消退，慮其不克勝任之險。擬疏通痹絡法。

（處方）川桂枝、防己、白芥子、赤苓、枳殼、威靈仙、川獨活

、陳皮、法半夏、歸尾、牛膝、桑枝。

案5 殷，左。右腿附骨流注，起歷一載，潰已兩月，膿水清稀，勢已成管。察按神脈皆虛，乃本原病也。藥力善調，須得一年半載之功。

（處方）西黨參、製首烏、當歸、川杜仲、淡木瓜、綿黃耆、川貝母、白芍、茯苓、生草節。

案6 朱，右。右腿附骨流注，起已逾年，潰眼兩孔，成管不斂，膿水淋漓。氣陰大耗，神脈皆虛，虛難醒復，理之棘手。

（處方）八珍湯加黃耆。

案7 查，左。風寒濕痰，內阻痺絡，右腿內側著骨酸楚，色白漫腫，堅硬如石，由來匝月，舌苔膩白，脈息濡滑。是乃附骨流注重證，難許全功者。擬辛通化痰法。

（處方）川桂枝、川獨活、防己、威靈仙、薑半夏、小川芎、當歸、陳皮、白芥子、赤茯苓。

二診

（處方）前方去桂、夏，加蘇梗、枳殼、桑枝、牛膝。

案8 徐，左。右腿髀附骨流注，起經十有餘載，漫腫作痛，難於舉動，潰則難於收斂者。擬宣通絡痺法。

（處方）川桂枝、當歸、白蒺藜、粉萆薢、鮮桑枝、川獨活、防己、晚蠶沙、懷牛膝、宣木瓜、白茯苓。

案9 顧，幼。先天不足，肝腎陰虛，濁液生痰，痰痺絡中，左腿外側附骨流注。起經載餘，潰孔成管，膿出淋漓，成損不舉，背脊虛損。曾發腎俞流痰，已逾一載而癒。胃穀減少，乍熱乍寒，形神色脈交虛。病在三陰，深慮涉怯。勉以大補元煎意。

（處方）大補元煎全方加茯苓、牛膝、牙屑

案10 陳，左，幼。先天不足，肝腎陰虧，濁液生痰，痰痹於絡，左腿附骨流注，潰孔成管，流出渣膿，胯間結核，右手僵節蛀，膿水淋漓，大便溏泄。脾氣大傷，質小任重，恐難結局耳。

（處方）歸芍六君子湯加炒香扁豆、鮮荷蒂。

第二十四節 貼骨流注（計8案例）

案1 宣，左。左腿貼骨流注，起經旬日，潰孔成管，管眼深邃，旁圍堅硬，欲腐不腐，肉色泛紫。此營衛兩虧，毒尚留戀，病在足太陽經。非溫補內托，不足以濟事也。

（處方）上肉桂、綿耆、東白芍、川芎、雲苓、潞黨參、熟地、白歸身、冬朮、甘草。

二診，面黃浮腫，潰孔無膿，堅硬巨大。

（處方）肉桂、白芍、黨參、川芎、雲苓、黃耆、甘草、熟地、歸身、交藤。

三診，作痛黑腐。

前方去交藤、熟地、加陳皮、生地。

四診

（處方）熟地、黨參、歸身、草節、製冬朮、肉桂、白芍、黃耆、陳皮、遠志肉、雲苓。

案2 趙，風寒濕痰痹絡，左環跳酸楚作痛，艱於步履，寒熱往來，舌白脈數。已有半月，漸成貼骨流注重症，冀消為幸。

（處方）老蘇梗、澤瀉、青防風、防己、威靈仙、懷膝、廣陳皮、秦艽、嫩桑枝、當歸、赤芍、川芎。

案3 錢，幼。乳嬰質體，風寒濕痰乘虛襲絡，左腿伏兔附骨流注，漫腫如軸，色白不變，板硬木痛，往來寒熱，舌白脈濡。症經兩旬，勢難消退，質薄任重，慮其正不克邪，潰後虛波之險。且擬溫通化痰一法。

（處方）川桂枝、當歸尾、獨活、芥子、防己、鹿角屑、赤芍、川斷、懷膝、威靈、嫩桑枝。

案4 彭，左。肝腎陰虧，濁痰凝聚，左腿貼骨流注。起經三月，漫腫木痛，色白不變。久則恐其成，潰後難於收斂者。擬和補營衛，化痰宣絡法。

（處方）製首烏、歸身、桑椹子、沙蒺藜、白茯苓、薑半夏、白芍、川杜仲、炙橘紅、宣木瓜。

案5 朱，左。風邪濕痰痹絡，右腿髀漫腫作痛，漸成貼骨流注，冀消為吉。

（處方）川桂枝、川獨活、防風、白蒺藜、粉萆薢、懷牛膝、當歸、白芥子、漢防己、威靈仙、桑枝。

案6 趙，右。風寒濕痰痹阻於絡，左腿貼骨流注，漫腫作痛，形勢頗大，欲蒸膿象。懷妊之軀，殊為棘手。擬托裡法。

（處方）生耆皮、川獨活、赤芍、陳皮、茯苓、川桂枝、小川芎、當歸、生草、江枳殼。

案7 潘，幼。先天不足，肝腎陰虛，風寒濕痰，乘隙痹絡，右腿貼骨流注，漫腫酸楚，按之板實。起逾二月。足不任地，漸有成損之象。擬仿陽和法。

（處方）陽和湯用生地，去炮薑，加全當歸、防己、牛膝、甘草、元酒。

案8 聶，左。先天不足，肝腎陰虧，寒痰乘虛痹絡，左腿貼骨流注。起經二載，漫腫板硬，著骨酸楚，屈而不伸，

蹇於步履，舌苔白，脈濡細。病道深遠，藥力難以消退，潰則不易收斂者。擬仿陽和法。

（處方）陽和法去薑，加歸、牛膝。

第二十五節 環跳流注（計7案例）

案1 王，左。風寒濕痰痹絡，左胯及環跳腫痛，漸成流注，冀消為吉。

（處方）蘇梗、獨活、白蒺藜、當歸、懷膝、防己、秦艽、鮮桑枝、赤芍、萆薢。

二診

（處方）獨活、防己、陳皮、當歸、桑枝、防風、白芥子、赤芍、枳殼、懷膝、澤蘭。

三診，左胯蒸膿象也。

（處方）黃防風、赤芍藥、瓜蔞、桔梗、角針、全當歸、廣陳皮、白芷、生草、土貝、桑枝。

案2 李。風寒濕痰，痹阻於絡，右腿環跳，著骨酸楚，漫腫色白，難以步履，已經一載。是乃貼骨流注重症，冀消為吉。擬疏通絡痹法。

（處方）川桂枝、川斷、蒺藜、白芥子、炒牛膝、川獨活、赤苓、當歸、威靈仙、漢防己。

案3 沈，左。肝腎陰虛，寒痰乘虛內痹，右腿環跳，著骨酸楚，按之板硬，色白不變。乃貼骨流注重症，深恐延損。擬仿陽和法。

（處方）陽和湯加懷膝、陳酒、威靈仙，去炮薑。

案4 曹，左。風寒濕痰痹絡，右腿環跳，著骨酸楚，艱於舉動。漸成貼骨流注重症，冀消為吉。

（處方）川桂枝、秦艽、川獨活、小川芎、宣木瓜、當歸、牛膝、防風、白蒺藜、鮮桑枝、防己。

案5　錢，左。風寒濕痰痹絡，右腿環跳，貼骨流注，漫腫酸楚，色白不變。已逾半月，恐難消退者。擬疏散法。

（處方）荊防敗毒散加桑枝。

案6　薛，幼。先天不足，肝腎陰虧，筋骨失於營養，左腿廢損，由來已久，延及環跳，漫腫酸楚，色白不變，形如覆碗。乃貼骨流注重症，潰則恐其涉怯。擬景岳法。

（處方）大補元煎去參，加鹿角霜、茯苓、牛膝。

案7　王，左。風寒濕痰痹絡，左腿環跳流注。起將匝月，漫腫木痛，形勢巨大，欲蒸膿象，難以消退者。

（處方）川桂枝、歸尾、防風、白芥子、鮮桑枝、川獨活、防己、陳皮、懷牛膝、靈仙、赤苓。

二診

（處方）生耆皮、赤芍、小川芎、角針、生草、當歸、陳皮、天花粉、茯苓、苦桔梗。

三診

（處方）原方去當歸、花粉，加半夏麴。

四診

（處方）歸芍六君，用茯神，加耆皮、二陳、穀芽。

五診

（處方）十全大補去肉桂，加陳皮。

六診

（處方）黑歸脾去龍眼。

第二十六節　穿踝流注（計2案例）

案1 李，左。濕熱痹絡，右足穿踝流注，腫脹作痛，不能舉動。起經旬日，曾有寒熱，消之非易。

（處方）老蘇梗、小川芎、當歸、漢防己、淡木瓜、川獨活、威靈仙、防風、懷牛膝、桑枝。

案2 陸，左。風寒濕痰痹絡，左足穿踝流注，漫腫作痛，不能舉動。已逾二旬，最慮淹纏成損。擬托裡法。

（處方）生耆皮、當歸、小川芎、赤芍、陳皮、土貝母、白芷、苦桔梗、角針、生草。

第二十七節 梅核流注（計3案例）

案1 戚。肝脾不和，氣阻營凝，左足內外臁梅核流注，結核不一，按之酸楚，漸有作脹。起已逾月，脈數舌黃，腹補膨納少，便溏不實，面浮色㿠。木乘土侮，慮其成痼，非細事也。

（處方）生香附、大腹絨、廣皮、赤苓、小青皮、江枳殼、防己、澤瀉、豬苓。

案2 沈，右。木鬱失調，鬱則生火，火盛生痰，痰痹於絡，兩足梅核流注，攻竄不一，酸楚作痛，皮色泛紫，舌紅脈細。氣質陰虛，藥力難於速效者。擬仿化肝合逍遙意。

（處方）逍遙散去歸、朮、草；化肝丸去青皮，加細生地、橘核。

案3 任，右。陰虛木鬱，素有肝氣，氣阻痰凝，四肢梅核流注，結核木痛，按之堅硬，色白不變，易於流走。其病在絡，恐難消退者。

（處方）加味逍遙散去草，加香附、蒺藜、橘絡。

第二十八節 爛皮流注 (計6案例)

案1 胡，左。濕熱鬱蒸化毒，左足背爛皮流注，腐潰如岩，流水無膿，堅腫，毒留於裡不化，舌苔白，脈右濡左弦。營衛兩傷，脈絡不和，成損可慮也。擬托毒和營，佐以清滲之法。

（處方）生綿艾、赤芍藥、漢防己、米仁、忍仁藤、白歸身、粉萆薢、懷牛膝、赤苓、甘草梢。

二診

（處方）細生地、歸身、綿耆、赤芍、甘草梢、澤瀉、忍冬藤、丹皮、雲苓、陳皮、粉萆薢、桑枝。

三診

（處方）細生地、忍冬藤、赤苓、丹皮、生耆、赤芍藥、連翹、澤瀉。

案2 歸，左。暑濕挾痰痹絡，右腋及背間爛皮流注，結核堅腫，皮破流水，易於作腐，不克全消，舌苔糙黃，脈來濡細。擬清滲化痰法。

（處方）佩蘭葉、廣藿梗、瓜蔞、白杏仁、枳殼、金鈴子、薑半夏、赤芍、廣陳皮、土貝、絲瓜絡。

二診，浮爛已退，梅核未消。

（處方）四製香附、當歸鬚、六神丸、陳皮、甘草、旋覆花、黑山梔、炒枳殼、土貝、赤苓、佛手皮。

三診

（處方）旋覆花、半夏、赤芍、丹皮、澤瀉、石決明、陳皮、歸鬚、黑梔、土貝、藕汁。

編者按：上述處方，原文僅註明一味藥材之劑量：藕汁

一兩。

案3　謝。暑風濕熱，挾痰凝聚右臂，爛皮流注，漫腫堅硬，色赤作痛，旁圍起泡，皮剝流水，身熱不解。起逾半月，脈濡而數，舌白苔黃，口乾喜冷，納穀式漸。邪鬱不達，勢有裡陷之險。

（處方）廣藿香、白杏仁、江枳殼、廣陳皮、六一散、牛蒡子、青防風、全瓜蔞、川通草、赤茯苓皮。

案4　李，左。暑風濕熱化毒，蘊蒸陽明，左胯爛皮流注，腐潰迅速，流水無膿，腫勢散漫，身熱不解，脈來濡細，恐致昏陷。

（處方）廣藿梗、生石膏、防風、淡芩、薑半夏、甘中黃、生穹朮、江枳殼、黑梔、知母、陳皮、佩蘭葉。

案5　羅，左。病後餘邪留戀，濕熱痹絡，右足爛皮流注，腐潰如岩，膿水淋漓，氣穢異常，大便溏泄，神疲納少，脾氣受傷，深恐告脫。

（處方）歸芍六君子湯加黃耆、扁豆、荷蒂、稻葉。

案6　楊，右。暑濕熱化毒，鬱蒸陽明，左乳房及手背爛皮流注，腐潰如岩，流膿滋漫，身熱形寒，舌白胸悶，二便窒塞，脈息濡數。邪未外達，慮有內傳之險。擬進瀉黃散加減。

（處方）瀉黃散去甘草，加赤芍、淡芩、枳殼、半夏、陳皮、赤苓、六一散、佩蘭葉。

第二十九節　濕痰流注（計11案例）

案1　程，左。濕痰痹絡，氣阻營凝，左胯結核酸楚，色澤不變，按之堅硬。濕痰流注，冀消為善。擬疏通化痰法。

（處方）旋覆花、當歸鬚、廣陳皮、枳殼、土貝、老蘇梗、薑半
夏、赤芍、懷膝、佩蘭葉。

二診

（處方）旋覆、製香附、黑梔、半夏、土貝、當歸、川芎、神麯
、陳皮、佩蘭、赤芍。

三診

（處方）廣藿梗、製香附、黃防風、廣陳皮、枳殼、懷膝、當歸
身、赤芍藥、白杏仁、薑半夏、土貝、澤蘭。

四診

（處方）四製香附、當歸鬚、薑半夏、赤芍、枳殼、懷膝、旋覆
花、白蒺藜、廣陳皮、赤苓、防己、桑枝。

案2　成，左。濕痰痹絡，氣阻不宣，右少腹之下結硬作痛，
痛經旬日，漸成濕痰流注，恐難消退者。

（處方）老蘇梗、小青皮、廣鬱金、半夏、旋覆花、川厚朴、江
枳殼、佩蘭葉、瓜蔞、當歸鬚。

二診，舌苔滿白，胃呆納少，胸痞稍舒，腹痛未減。

（處方）川桂木、青蔥管、金沸草、當歸鬚、炒延胡、紫厚朴、
薑半夏、金鈴子、新絳屑、小青皮、枳殼。

編者按： 上述處方，原文僅註明一味藥材之劑量：青蔥
管尺許。

案3　朱，左。遠行氣阻，痰痹於絡，左胯濕痰流注，結核腫
痛堅硬，色白，起經旬日，勢難消退者。

（處方）老蘇梗、當歸尾、新絳屑、陳皮、土貝、製香附、旋覆
花、赤芍藥、枳殼、絲瓜絡，青蔥管〔後下〕。

二診

（處方）歸身、廣木香、新絳屑、青皮、土貝、赤芍、旋覆花、
單桃仁、枳殼、生草、蔥管。

案4　姜，左。風寒濕痰，痹阻於絡，右足內臁結核酸楚，腫
脹巨盛。由來旬日，漸成濕痰流注，冀消為吉。擬疏散
法。

（處方）川桂枝、當歸鬚、秦艽、漢防己、鮮桑枝、川獨活、白
蒺藜、威靈、粉萆薢、晚蠶沙、牛膝。

二診，前方，去秦艽，加木瓜、五加皮。

三診

（處方）川桂枝、白芥子、半夏、陳皮、宣木瓜、川獨活、懷牛
膝、歸尾、防己、威靈仙。

四診

（處方）川桂枝、當歸尾、陳皮、白芥子、晚蠶沙、絲瓜絡、漢
防己、白蒺藜、茯苓、宣木瓜、懷牛膝、鮮桑枝。

案5　沈，左。濕痰痹於肝絡，兩胯濕痰流注。起經逾月，潰
者潰，腫者腫，膿出清稀。氣陰內虧，深慮淹纏成漏生
管。擬培補托化痰法。

（處方）西黨參、歸身、石決明、生耆皮、生草節、製首烏、白
芍、川貝母、雲茯苓、鮮桑枝、陳皮。

二診，前方，去首烏，加絲瓜絡。

三診

（處方）生耆皮、當歸、角皮、茯苓、炒米仁、細生地、赤芍、
土貝、草節、澤瀉。

四診

（處方）細生地、茯苓、米仁、黑梔、澤瀉、土貝母、赤芍、丹
皮、陳皮、薑夏、木通、生草節。

案6　蕭，左。濕痰痹絡，左腿下面濕痰流注，腫硬作痛，已
經逾候，難以消退。

（處方）老蘇梗、赤芍、陳皮、薑半夏、茯苓、歸鬚、防風、靈

仙、白芥子、漢防己、生耆皮、當歸、陳皮、江枳殼、鮮桑枝、赤苓、小川芎、角針、天花粉、甘草節、赤芍。

案7 程，左。右足委中之旁，濕痰流注復發，腫脹而痛，蒸膿欲潰。擬疏通提托法。

（處方）防風、歸尾、角針、乳香、江枳殼、香白芷、赤芍、陳皮、草節、土貝母。

案8 陳，左。暑濕挾痰，痹阻背部，濕痰流注，漫腫作痛，形如覆碗，欲蒸膿象，脘中悶而腹脹，二便窒塞，納穀減少，舌白，脈左弦右濡。邪鬱不達，恐有變端。擬苦辛宣泄法。

（處方）廣藿梗、甜冬朮、製芎、陳皮、廣木香、白蔻仁、製川朴、江枳殼、薑夏、瓜蔞仁、佩蘭葉。

案9 吳，右。暑風濕痰痹絡，右胯濕痰流注，結核腫痛，曾有寒熱，不易消退者。

（處方）老蘇梗、防風、陳皮、枳殼、懷牛膝、薑半夏、歸尾、防己、白芥子、淡木瓜、鮮佩蘭。

案10 吳，右。右胯濕痰流注，腫硬作痛，又於海底，結腫堅硬如石，不得膿泄，欲腐不腐。勢將攻竄，理之棘手。

（處方）生首烏、當歸、陳皮、薑半夏、絲瓜絡、茯苓、石決明、赤芍、製蠶、土貝母、生草節。

案11 楊，左。風寒濕痰痹絡，右足及足踝為濕痰流注，潰者潰，腫者腫。病經匝月，正虛邪戀，邪之棘手。

（處方）八珍湯加耆皮。

第三十節　牽藤流注（計16案例）

案1 陳，右。春間曾患爛丹痧，痧火留戀未盡，襲受風溫，挾痰痹絡，左乳房脅間結為牽藤流注，肛腫而痛，蒸膿欲潰，舌絳，裂紋，脈來弦滑。邪末外泄，陰氣先傷，有不克支持之慮。

（處方）桑白皮、鮮藿斛、白杏仁、桔梗、茯神、絲瓜絡、廣橘白、眞川貝、天花粉、米仁、生草、鮮蘆根。

二診，咳嗆已止，流注外潰。

（處方）石斛、甘草、綿耆、川貝母、生米仁、橘紅、西洋參、麥冬肉、天花粉、白粳米、茯神。

案2 余，右。暑風濕痰痹絡，左臂腕中牽藤流注，漫腫而痛。起經二旬，已有蒸膿之象，慮其轉重。

（處方）老蘇梗、製半夏、生甘草、枳殼、桔梗、廣木香、廣陳皮、台烏藥、赤苓、赤芍、歸身。

二診

（處方）廣藿梗、薑半夏、木香、江枳殼、赤芍藥、甘草、黃防風、陳皮、茯苓、白桔梗、全當歸、懷牛膝。

三診

（處方）木香、當歸鬚、新會皮、雲苓、新絳屑、懷牛膝、旋覆、薑半夏、江枳殼、甘草、鮮桑枝、赤芍。

四診，蒸膿象也。

（處方）生耆皮、薑半夏、土貝、赤芍、廣陳皮、全瓜蔞、白桔梗、歸身、角針、粉甘草。

五診

（處方）旋覆花、當歸鬚、萊菔子、赤芍、甘草、製香附、薑半夏、白芥子、陳皮、杜蘇子。

六診，腕中結硬覺小，左臂漫腫刺潰。

（處方）潞黨參、廣陳皮、黃耆、桔梗、赤芍藥、綿茯苓、製半

　　　　夏、甘草、歸身、夜交藤。

　　　　七診，脘中似消納食頗旺。

（處方）潞黨參、雲茯苓、廣陳皮、歸身、製香附、綿耆、製半
　　　　夏、甘草節、赤芍、白芥子。

案3　王，右。風寒濕痰，痹阻於絡，兩腿著骨酸楚，引及脊
　　　　旁，漫腫板實，色白不變，漸成牽藤流注，冀消為吉。
　　　　擬疏通法。

（處方）川桂枝、漢防風、秦艽、赤苓、川獨活、威靈仙、川芎
　　　　、當歸、蒺藜、牛膝。

案4　吳，右。暑風濕痰痹絡，結為牽藤流注。現發兩枚，寒
　　　　熱往來，已有蒸膿之象，難以消退者。

（處方）老蘇梗、當歸、漢防己、炙陳皮、赤芍、台烏藥、小川
　　　　芎、防風、薑半夏、江枳殼、牛膝、生甘草。

案5　陳，左。暑風濕痰痹絡，牽藤流注。現發五枚，潰者
　　　　潰，腫者腫，邪勢方張，最慮他竄。擬仿流氣飲意。

（處方）老蘇梗、小川芎、防風、薑半夏、陳皮、廣木香、當歸
　　　　、台烏藥、枳殼、懷牛膝、生草、茯苓。

案6　顧，左。暑濕挾痰痹阻，結為牽藤流注，漫腫作痛，曾
　　　　有寒熱，勢張未定也。擬疏解法。

（處方）老蘇梗、防風、白蒺藜、半夏、赤苓、大豆卷、陳皮、
　　　　白杏仁、防己、生草、嫩桑枝。

案7　石，左。暑濕挾痰阻氣，牽藤流注。現結兩枚，潰者
　　　　潰，腫者腫，毒鬱不化，攻竄未定也。擬進和絡法。

（處方）生耆皮、小川芎、赤芍、台烏藥、紅花、川獨活、當歸
　　　　、枳殼、小茴香、懷牛膝。

案8　蔣，右。暑風濕熱痰滯痹絡，發為牽藤流注，現結三

枚，腫脹作痛，形勢頗大，寒熱往來。起逾二旬，頭面火癤，大小不一。內膿已成，最慮潰後虛波增喘。擬托裡提膿法。

（處方）托裡消毒飲去參、苓，加土貝

案9　李，左。風寒濕痰痹絡，牽藤流注，現結四枚，潰者潰，腫者腫。起經二月，正虛邪戀，慮其不克勝任之險。擬托裡提膿法。

（處方）生耆皮、赤芍、角針、苦桔梗、生草、當歸、小川芎、陳皮、土貝母、茯苓。

案10　姚，右。風寒濕痰，痹阻於絡，兩臂牽藤流注，漫腫作痛，形勢巨大，寒熱往來，舌紅脈濡。體質陰虧，慮其正虛毒盛，不克支持之險。擬疏通化痰法。

（處方）老蘇梗、當歸、半夏、苦桔梗、木香、生草、小川芎、防風、烏藥、陳皮、澤瀉、茯苓。

二診

（處方）當歸、小川芎、白芷、角刺、乳香、赤芍、防風、土貝、桔梗、陳皮、生甘草。

案11　祝，左。風濕挾痰痹絡，牽藤流注，現結三枚，漫腫作痛，寒熱往來，生發之機未。宜疏散法。

（處方）荊芥防風敗毒散加蔥頭。

二診

（處方）川桂枝、大豆卷、防風、白芥子、懷牛膝、漢防己、川獨活、威靈仙、陳皮、茯苓、半夏、嫩桑枝。

案12　金，左。風寒濕痰，痹阻於絡，結為牽藤流注，現結三枚，潰者潰，腫者腫，綿延三月。胃納減少，乍寒乍熱，神脈皆虛。正氣衰而毒留未化，深恐涉怯，非細數也。擬和營衛，化痰，扶胃法。

（處方）製首烏、當歸、橘紅、川石斛、生穀芽、蒸於朮、白芍、茯苓、半夏麴、生甘草。

案13 朱，左。風寒濕痰，痹阻於絡，兩腿牽藤流注，勢將成膿為潰，但潰必傷陰，舌光而絳，脈息弦數。彌恐潰後正虛，理之棘手。擬清托法。

（處方）生地、歸鬚、藿斛、知母、角針、桔梗、赤芍、丹皮、花粉、茯苓、生甘草。

案14 王，左。風寒濕痰，痹阻於絡，兩腿著骨酸楚，引及脊旁，漫腫板實，色白不變，漸成牽藤流注。擬疏通法。

（處方）川桂枝、小川芎、白蒺藜、漢防己、當歸、川獨活、防風、秦艽、威靈仙、赤苓、懷牛膝。

案15 趙，左。暑風濕痰痹絡，發為牽藤流注，現結七枚，漫腫作痛，寒熱往來。欲蒸膿象，慮其攻竄潰後虛波，變險可慮也。擬托毒裡提毒法。

（處方）生耆皮、當歸、苦桔梗、陳皮、赤苓、土貝母、小川芎、角針、天花粉、赤芍、生草、嫩桑枝。

案16 周，左。暑風濕痰痹絡，發為牽藤流注，現結十有一枚，潰者潰，腫者腫，遷延五日。正虛毒戀，變險可慮也。擬補托一法，以冀萬一。

（處方）八珍湯加陳皮、耆皮。

第三十一節 濕毒流注（計1案例）

案1 秦，左。素有流火，濕熱痹絡，右足後濕毒流注，肛腫而痛，舌白苔膩，脈息濡數。已有蒸膿之象，慮其轉重，擬分滲化痰法。

（處方）防己、萆薢、赤苓、澤瀉、土貝母、赤芍、陳皮、牛膝

、忍冬藤。

第三十二節　暑毒流注（計5案例）

案1 李，左，幼，七月四日。暑風濕熱，首先犯肺，傳入肝膽，發為慢驚，角弓反張，目張光上竄，口如魚口，直聲無淚，灼熱痰多，腦後暑毒流注，腐潰如岩，膿出清稀，舌糙脈細。陰液大傷，內風未熄，病機正在險津也。勉擬。

（處方）西洋參、麥多肉、眞川貝、廣橘紅、雲苓、鮮竹瀝、鮮藿斛、上濂珠、石決明、炒丹皮、鉤鉤、鮮稻葉。

案2 李，左。暑風濕熱痹絡，右腿內側，脈腫脹，色澤泛紅，胯間結核，漸成暑毒流注也。

（處方）廣藿梗、防風、連翹、枳殼、漢防己、炒牛蒡、赤芍、陳皮、通草、土貝母。

案3 楊，左，幼。半載嬰兒，濕熱深蘊，結為暑毒流注，攻潰不一，孔眼深大，餘腫瘰瘰，尚欲竄頭，滿口生疳，乳哺難咽，面浮色㿠。正虛邪戀，變險莫測也。勉擬清養脾胃，化痰解毒法。

（處方）沙參、金石斛、扁豆衣、陳皮、白茯苓、麥多、海浮石、苦桔梗、土貝母、佩蘭葉、生草。

案4 王，左，幼。暑濕熱三氣化毒，頭面火癤叢生，復發暑毒流注，腐肉如岩，流水無膿，氣穢異常，耳癰流水，兼之作瘰，神疲煩躁。質小任重，變險可慮也。

（處方）羚羊角、牡丹皮、陳皮、土貝母、青蒿梗、淡芩、生草、江枳殼、鮮荷葉。

案5 朱，左。暑濕熱化毒胸部，暑毒流注，潰孔成管，滋水

淋漓。氣陰暗耗，餘熱未化，深慮淹纏。擬進消托。

（處方）瀉白散去米，加花粉、知母、川貝、丹皮、細生地、陳皮、赤芍。

第三十三節　敗瘀流注（計3案例）

案1 姚，左。跌撲傷絡，瘀阻不行，右肘敗瘀流注，雖潰膿泄不暢，餘腫不化，最易淹纏成漏。擬托裡和陰，必佐宣絡。

（處方）生耆皮、小川芎、當歸、陳皮、土貝母、細生地、白蒺藜、赤芍、生草、絲瓜絡。

案2 朱，左。始因跌撲，濕痰凝聚左臂，敗瘀流注，潰眼兩孔，成管不斂，滋水帶血。綿延三年，筋骨皆傷，正虛毒戀，非計日所能奏效者。擬以調和營衛，化毒和絡法

（處方）製首烏、當歸、陳皮、茯苓、忍冬藤、生耆皮、赤芍、土貝、生草、絲瓜絡、桑枝。

二診

（處方）西黨參、生耆皮、歸身、土貝母、生草、製首烏、赤芍藥、陳皮、雲苓、桑枝、忍冬。

案3 劉，左。跌撲傷絡，濕熱內痹，右足委中之下結為敗瘀流注，腐潰如岩，流膿滋漫，足屈不伸，絡脈作痛。勢將成膿穿潰，潰後慮其成怯，不易收斂者。擬和營托毒，佐以宣絡一法。

（處方）生耆皮、細生地、當歸、小川芎、赤芍、宣木瓜、牛膝、赤苓、生草、忍冬藤、桑枝。

第三十四節　痘毒流注（計2案例）

案1 陳，左，幼。種花之後，毒火戀絡，發為痘毒流注，潰者潰，腫者腫，現發三枚，綿延一月，膿水清稀。正虛毒鬱，深恐他竄淹纏。

（處方）西黨參、綿黃耆、甜冬朮、當歸、赤芍、製天蟲、陳皮、土貝母、生草、桑枝、忍冬藤。

案2 石，右，幼。種花未出，苗毒留戀絡，右臂痘毒流注，腫硬作痛，形勢頗大，寒熱往來，難以消退者。擬清泄化毒法。

（處方）羚羊角、霜桑葉、牛蒡子、防風、土貝母、赤芍、江枳殼、忍冬藤。

第四章 流痰、乳房

第一節 手腕流痰（計3案例）

案1 陸，左。手腕流痰，起經一載，漫腫酸楚，不得屈伸，漸有成潰之象，潰則難於收斂者。

（處方）首烏、當歸、橘紅、蒺藜、牡蠣、川貝、白芍、瓜蔞、茯苓、昆布。

案2 馬，右。手腕背流痰，漫腫色白不變，艱於舉動，已經逾月，潰則難於收斂者。

（處方）首烏、半夏、川芎、天麻、瓜絡、蒺藜、甘草、當歸、橘絡、茯苓、桑枝。

案3 俞，右。手脈旁流痰，起經一載，潰孔成管，膿水淋漓。氣陰並耗，本原之病，難許速效者。

（處方）沙參、耆皮、鱉甲、瓜絡、茯苓、首烏、當歸、白芍、川貝、牙屑。

第二節 僵節蛀（計5案例）

案1 張。三陰不足，濁液生痰，痰痹於絡，左手大指僵節蛀。起經一載，潰孔生管，滋水淋漓。本虛不復，藥力難以驟效者。

（處方）黨參、首烏、白芍、茯苓、牡蠣、冬朮、當歸、陳皮、川貝、鱉甲。

案2 陳，左。手無名指僵節蛀，腫硬色白。由來已久，陰虛痰痹絡中，潰則難於收斂者。擬養陰化痰法。

（處方）沙參、當歸、白蒺藜、茯苓、橘紅、首烏、白芍、川貝

母、牡蠣、昆布。

案3　孫。下疳餘腫餘毒挾痰凝聚，四三肢僵節蛀，漫腫木痛，色白不變，時痛時止。此疳不宜成潰，潰則難於收斂者。

（處方）首烏、當歸、海石、橘紅、甘草、白蘞、白芍、昆布、茯苓、川貝。

案4　章。先天不足，肝腎陰虛，濁液生痰，痰痺於絡中，左手僵節蛀。起經兩月，堅硬作痛，色白不變。病在本原，藥力難以見效者。

（處方）沙參、烏首、茯苓、川貝、牡蠣、白蘞、當歸、白芍、橘紅、昆布。

案5　徐。左手中指僵節蛀，起經匝月，腐潰流膿，腫硬不消，神脈皆虛。本元病也，藥力善調，須得一年半載之功。

（處方）黨參、當歸、橘紅、耆皮、甘草、首烏、白芍、川貝、鱉甲、牡蠣。

　　　　二診

（處方）沙參、生地、石決、當歸、川貝、首烏、茯神、鉤鉤、白芍、豆衣。

　　　　三診

（處方）沙參、細生地、牡蠣、當歸、甘草、黃耆、鱉甲、茯苓、白芍、川貝。

　　　　四診

（處方）沙參、耆皮、牡蠣、橘紅、當歸、首烏、瓜絡、昆布、川貝、白芍、甘草。

第三節　手背流痰（計1案例）

案1 艾。左手背流痰，起經三載，潰孔成管，膿水淋漓，左腿環跳著酸骨楚，色白漫腫。由來三月，恐難消退。擬培補三陰，化痰和絡法。

（處方）黨參、於朮、白芍、杜仲、陳皮、首烏、歸身、雲苓、蒺藜、半夏。

第四節 臂部流痰（計3案例）

案1 萬，左，七月廿六日。營衛不和，痰凝氣聚，痹阻絡中，右臂流痰。起經八載，結腫堅硬，色白不變，勢難消退，竄生於右腿，潰孔成管，膿水淋漓，艱於舉動，筋絡損傷，最慮成損，殊難理治也。

（處方）製首烏、當歸身、白蒺藜、薑半夏、陳皮、東白芍、煨天麻、雲茯苓、鮮桑枝、木瓜、杜仲。

案2 陸。右臂流痰，起經半載，潰孔成管，滋水淋漓，氣陰暗傷，挾受濕邪，爛身疳瘰，腐齦腫，色紫，動則流血，不可輕視者。

（處方）犀角地黃湯加連翹、花粉、人中黃、土貝、山梔、肥知母。

案3 董。右臂流痰，起逾半月，漫腫木痛，色白不變。漸有成潰之象，潰則難於收斂者。擬調和營衛，宣絡化痰法。

（處方）首烏、當歸、半夏、茯苓、昆布、白蒺、橘紅、甘草、瓜絡。

第五節 臂肘流痰（計2案例）

案1 陳。右肘流痰，起經二載，潰孔成管不斂，滋水淋漓，陰液暗傷，餘核累累，當慮攻竄，神脈皆虛，久則恐其涉怯。擬培氣養陰，和絡化痰法。

（處方）黨參、黃耆、當歸、石決、橘紅、首烏、川貝、白芍、甘草、鱉甲。

案2 胡。素有失血，真陰不足，濁液生痰，痰痹於絡，左臂流痰，腋下亦有，結核兩枚，色白木痛，按之堅硬，耳中鳴響，不時眩暈，舌紅苔糙，脈息細小。已經兩月，病在本元，藥力難以圖功。擬養營化痰法。

（處方）首烏、石決、茯神、橘紅、甘草、豆衣、白芍、遠志、鉤鉤、藕節。

第六節　臂臑流痰（計2案例）

案1 孫。本素之質，挾痰凝聚，左臂臑流痰。起逾半載，潰交一月，膿出清稀，腐肉頻生，氣陰日耗，神脈皆虛，久則慮其成管，延怯可虞也。

（處方）台參鬚、大生地、歸身、白芍、炙甘草、製於朮、茯神、川貝、酸棗仁。

案2 李。三陰不足，情懷鬱勃，鬱則生火，火盛生痰，痰痹於絡，左臂流痰，潰孔成管，膿水淋漓，綿延日久。脈軟無神，形肉漸消，胃呆納少，腑氣或結或溏，遺泄腰痛，舌黃逮絳。氣陰並虧，久則虛怯之萌，殊難結局。

（處方）西黨參、歸身、甘草、大生地、白芍、綿黃耆、雲苓、杜仲、龜腹板、川貝。

第七節　左腋流痰（計2案例）

案1 陳。素有肝氣，木鬱失調則生火，火盛生痰，痰痹於絡，左腋流痰。起經匝月，潰流清膿，成管不斂，餘核累累，尚慮他竄，理之非易者。擬養肝泄肝，參入化痰法。

（處方）沙參、橘紅、石決、瓜絡、甘草、首烏、川貝、昆布、茯苓、白芍。

二診

（處方）前方去橘紅、瓜絡、昆布，加耆皮、橘核、海石。

案2 林。營衛兩傷，痰凝氣聚，左腋流痰。起經二月，現結三枚，潰腫不一，膿出清稀，孔眼彌大，最慮淹纏成管，非細事也。擬和補營衛，宣絡化痰法。

（處方）首烏、赤芍、甘草、川貝、當歸、沙參、廣皮、石決、瓜絡、茯神。

第八節 缺盆流痰（計1案例）

案1 洪，右。脾虛生濕，濕盛生痰，肝鬱化火，火盛亦生痰，痰痹於絡，左右缺盆流痰，結核堅硬，色白微痛。由來兩月，病在本原，藥力以圖遲破為妙。

（處方）首烏、歸身、橘紅、遠志、製香附、白朮、川貝、茯神、昆布、石決明。

第九節 結胸流痰（計1案例）

案1 劉，左。結胸流痰，起經一載，潰流血水，不得膿泄，本虛痰痹於絡中，理之棘手。

（處方）沙參、耆皮、首烏、當歸、赤芍、石決明、橘紅、茯神、生草、土貝。

第十節　胸膈流痰（計1案例）

案1　徐，幼。胎瘵之後，三陰虧損，疳積腹脹，形肉暗削，飲食水穀，不得輸津液，而為濁痰，痰痹於絡胸膈之右，流痰成管，已通內膜，曾經吐膿，肉理空虛，有聲有泡，旁圍肉色泛紫，其孔深闊，奚似神色青㿠，脈來細軟，大便溏薄。中土不立，陰虛難復，瘡怯之機已著，斷難結局耳，勉擬。

（處方）人參鬚、懷山藥、東白芍、象牙屑、左牡蠣、製首烏、白歸身、川貝母、活剝鱉甲、橘絡、雲茯苓、甘草。

第十一節　乳部流痰（計1案例）

案1　華，右。肝鬱氣阻，挾痰凝聚，右乳房之上流痰，結腫堅硬痠楚，色白不變，痛徹膺背，痰中帶紅，脈來濡細，乍熱乍寒。陰虛體質，肺胃同病，不宜成潰，潰則難於收斂者。擬宗諸氣膹鬱皆屬於肺治例。

（處方）蘇子、桑白皮、白杏仁、丹皮、絲瓜絡、藕肉、川貝、黑山梔、生蛤殼、橘紅、枇杷葉、茯苓。

第十二節　脅肋流痰（計6案例）

案1　金，左，七月廿八日。左脅流痰，起經三載，潰孔成管，膿水淋漓，曾經失血，血去陰傷，咳嗆頻頻，脈右細左數，舌光無苔，午後漸熱，痰怯之機已著，有何恃而不恐耶？勉擬景岳法。

（處方）四陰煎入清阿膠、地骨皮、真川貝。

二診，瘡口漸斂，咳嗆不已。

（處方）雲茯苓、細北沙參、生甘草、水炙桑皮、眞川貝、天花粉、麥冬肉、枇杷葉、叭噠杏仁、清阿膠、生蛤殼。

三診，咳嗆寒熱，痰黏帶膿。

（處方）蜜炙桑皮、地骨皮、川石斛、橘白、炙甘草、細北沙參、眞川貝、生蛤殼、茯神、白粳米。

案2 周。肝鬱氣阻，挾痰凝聚，右季脅流痰，結核堅硬，色白木痛。由來一載，漸日長大，按脈細弦澀，舌苔糙白。本原情志之病，藥力難於奏效者。

（處方）香附、石決明、丹皮、遠志、白芍、於朮、川貝母、山梔、橘核、茯神、當歸。

案3 丁。右脅流痰，潰孔成管，起經半載，膿水淋漓。氣陰並耗，藥力善調，須得緩緩圖功。

（處方）沙參、當歸、耆皮、雲苓、首烏、白芍、川貝、鱉甲、象牙屑。

案4 李。左脅流痰，起經數月，漸次長大，時痛時止，其痛在絡，藥力難以速效者。

（處方）首烏、當歸、橘紅、鉤鉤、香附、蒺藜、白芍、川貝、茯神、石決。

案5 施，左，右肋流痰，起經半載，潰孔成管，膿水淋漓。氣陰暗耗，神脈皆虛，理之棘手。

（處方）沙參、耆皮、歸身、茯神、牙屑、首烏、甘草、白芍、鱉甲、川貝。

案6 秦，左。陰虧木旺，火盛生痰，痰痹於絡，右脅肩結為流痰，其核累累，堅硬酸楚，由來百日，脈滑而細，舌紅苔黃。本元之病，藥力難於速效者。擬育陰泄木，咸降化痰法。

134 陳葦田外科醫案

（處方）沙參、白蒺藜、山梔、茯神、首烏、川貝母、丹皮、橘
　　　　仁、海石、昆布。

第十三節　期門流痰（計1案例）

案1 徐，左。右期門流痰，竄潰胸部，膿水淋漓，成管不
　　　斂。氣陰暗耗，病在本原，藥力難以速效者。

（處方）沙參、耆皮、當歸、茯苓、鱉甲、首烏、土貝、赤芍、
　　　　甘草、牙屑。

第十四節　背脊流痰（計3案例）

案1 包，左。陰虛木鬱，鬱則生火，火盛生痰，痰隨氣阻痹
　　　於絡中，背脊流痰。起經匝月，漫腫脹痛，色澤泛紫，
　　　漸有成管之象，脈來弦滑，舌紅苔糙，乃本元病也。擬
　　　和營泄鬱，佐以化痰之法。

（處方）蒺藜、製首烏、白歸身、甘草、半夏、左牡蠣、東白芍
　　　　、遠志、茯苓、陳皮、川杜仲。
　　　　二診，流痰已潰。

（處方）西洋參、雲茯苓、半夏、橘紅、赤芍、整玉竹、白蒺藜
　　　　、歸身、甘草、交藤、雪羹湯，煎湯代水。

案2 錢，左。先天不足，肝腎陰虛，筋骨失於榮養，背脊虛
　　　損。由來數載，□虛濁液生痰，痰痹於絡。流痰二年，
　　　潰孔成管，膿水淋漓。陰液暗耗，咳嗆灼熱，舌糙脈
　　　細，動則氣促。漸延虛怯一途，極難理治也。擬仿大補
　　　元煎意。

（處方）潞黨參、山萸肉、枸杞子、懷牛膝、懷山藥、大熟地、
　　　　白歸身、雲茯苓、厚杜仲、炙甘草、十大功勞、糯稻根

鬚煎湯代水。

二診，背脊之旁，潰眼中有聲走氣。

（處方）潞黨參、懷山藥、大牡蠣、歸身、枸杞子、綿黃耆、大熟地、炙甘草、白芍、雲苓、杜仲。

案3 謝，幼，十一月六日。背部流痰結核堅腫，皮色不變，木痛可按。明係痰之痺絡，營衛不和也。滋擬和營衛中必佐化痰方妥。

（處方）製首烏、風化硝、東白芍、眞川貝、雲茯苓、海浮石、白蒺藜、左牡蠣、白歸身、廣橘紅、鮮竹瀝。

二診

（處方）製香附、夜交藤、歸身、川芎、風化硝、竹瀝〔薑汁沖〕、旋覆花、雲茯苓、白芍、浮石、白蒺藜、昆布。

三診

（處方）旋覆花、夜交藤、廣橘紅、風化硝、浮石、當歸鬚、眞川貝、白蒺藜、白芥子、雲苓、鮮竹瀝。

第十五節　腎俞流痰（計4案例）

案1 金，左，八月十日。先天不足，肝腎陰虛，筋骨失於營養，背脊虛損復發，腎俞流痰，漫腫木痛，形如覆碗，色白不變，舌心光剝，脈來濡細。本原之病，藥力難以奏效者。

（處方）六味丸去丹皮、澤瀉，入歸身、鱉甲、眞川貝、懷牛膝、陳皮、杜仲、左牡蠣、炙甘草。

二診

（處方）製首烏、雲苓、東白芍、生鱉甲、川石斛、厚杜仲、北沙參、歸身、川貝母、左牡蠣、炙橘白、糯稻根鬚。

三診

（處方）糯稻根鬚、製首烏、白歸身、麥冬肉、眞川貝、白蒺藜、生草、東白芍、北沙參、生鱉甲、廣橘紅、雲苓、杜仲。

案2　蔣，左，十二月十四日。肝腎陰虧，濁液生痰，痰痹於絡，右腰腎俞流痰。起經四月，濕腫木痛，漸有蒸膿之象。潰則難於收斂，神脈交虛，作內傷症。治擬和營衛，佐以化痰。

（處方）製首烏、白歸身、川貝母、橘紅、淡昆布、北沙參、東白芍、白蒺藜、雲苓、左牡蠣。

案3　吳。背脊虛損，由來一十五載，眞陰虧而濁液生痰，痰痹絡中，右腰腎俞流痰，抽掣作痛，色白不變，脈弦而數，寒熱往來，不易消退者。

（處方）首烏、白芍、川貝、瓜絡、沙參、石決、橘紅、甘草、雲茯苓。

案4　俞，左。右腰腎俞流痰，起經匝月，日漸長大，形如覆碗，漫腫色白，痛止不一。已有成潰之象，潰則難於收斂者。擬調和營衛，宣通化痰法。

（處方）首烏、白蒺藜、半夏、甘草、牡蠣、當歸、東白芍、陳皮、茯苓、杜仲。

第十六節　腰部流痰（計2案例）

案1　蔣。先天不足，肝腎陰虧，筋骨失於營養，背脊虛損，兩足痿軟，右腰流痰，潰眼兩孔，成管不斂，滋水淋漓，舌光脈軟，乍寒乍熱，咳嗆痰少，胃納式微。損怯之機顯著，恐難結局也。擬培補三陰法。

（處方）大補陰加萸、藥、杞、歸、芩、菟、仲。

二診

（處方）大補元煎加黃耆、牛膝、菟絲子。

案2 沈。本質三陰不足，情懷鬱勃則生火，火盛生痰，痰痹於絡，左腰腎俞之下漫腫板硬，色絳不異，堅硬如石，按之漸酸，並無痛楚。由來五月，漸次長大，形瘦納少，脈左細數，右部弦滑，舌苔糙黃。本原為病，乃流痰也，久則難免成怯，殊可慮耳。姑始擬培補三陰，佐以和胃化痰，治內即所以治外。

（處方）製首烏、川貝母、新會紅、瓦楞子、製於朮、北沙參、製半夏、大白芍、石決明、雲苓。

第十七節 少腹流痰（計2案例）

案1 呂，右，陽和膏。肝脾兩虛之質，濁痰痹阻於絡。左少腹流痰，結核堅硬，按之木痛，疑有酸楚，漸次長大。由來半載，素有肝氣，屢屢復發，耳鳴眩暈，癸水兩月一度，面無華色，神脈皆虛。本原為病，藥力難以驟效者。

（處方）製首烏、北沙參、歸身、雲苓、廣皮、大生地、小青皮、白芍、川貝、橘絡紅。

案2 徐，左。痰凝氣聚，右少腹結核，酸楚木痛，按之堅硬，症經半載，乃少腹流痰症也。且以消散。

（處方）水炒柴胡、旋覆花、當歸、小青皮、橘核、製香附、野於朮、眞新絳、赤芍、石決、昆布，雪羹湯代茶。

第十八節 胯間流痰（計2案例）

案1　曹，右，十一月六日。肝脾腎三陰並虛，濁液生痰，痰
痹於絡，左胯流痰。起經八月，潰孔成管，膿水淋漓，
所出頗多，陰液更傷，右腰背著經貼骨酸楚，身不能
仰，神色青㿠，乍寒乍熱，咳嗽頻頻，舌苔糙白，脈情
細數，經阻不行。虛怯之機已著，斷難結局也。勉擬培
補三陰，宗景岳法。

（處方）潞黨參、懷山藥、甘杞子、左牡蠣、炙甘草、懷膝、大
熟地、山萸肉、白歸身、生鱉甲、厚杜仲、雲苓。

案2　章，肝腎陰虧，濁液化痰，痰痹於絡，右胯流痰。起經
三載，攻竄不一，時痛時止，漸次長大，左乳結癖。病
在本原，藥力難以速效者。

（處方）黨參、雲苓、白芍、陳皮、蒺藜、首烏、歸身、半夏、
木瓜、炙草。

第十九節　環跳流痰（計1案例）

案1　鄭，左，六月廿三日。肝腎陰虛，濕痰痹絡，左腿環跳
貼骨流痰，漫腫酸楚，按之板硬，骨骱損傷，艱於步
履，病逾兩月，恐難消退。

（處方）製首烏、白歸身、白蒺藜、白芥子、鮮桑枝、金狗脊、
粉萆薢、宣木瓜、厚杜仲、懷牛膝、雲苓。
二診

（處方）製首烏、煨天麻、宣木瓜、赤苓、金毛脊、粉萆薢、桑
椹子、白蒺藜、厚杜仲、牛膝、白歸身、鮮桑枝。
三診

（處方）前方去桑椹、天麻、狗脊，加東白芍、秦艽，以赤苓易
雲苓。

四診

（處方）製首烏、煨天麻、鮮桑枝、雲苓、厚杜仲、白蒺藜、白歸身、懷牛膝、木瓜、粉萆薢、金狗脊。

五診

（處方）製首烏、白蒺藜、白歸身、半夏、懷牛膝、茯苓、桑椹子、川斷、厚杜仲、陳皮、宣木瓜、桑枝〔鴨血炒〕。

六診

（處方）前方去桑椹、川斷、半夏、陳皮，加淡蓯蓉。

七診

（處方）製首烏、歸身、絲瓜絡、三七、白蒺藜、桑椹子、赤芍、厚杜仲、雲苓、鮮桑枝、橘紅。

八診

（處方）前方去赤芍、絲瓜絡、桑枝、橘紅，加製半麴、佛手皮、金狗脊、生甘草。

第二十節　鶴膝流痰（計4案例）

案1　莫，左。肝腎陰虛，濕痰痹絡，右鶴膝流痰酸楚，艱於舉動，竄生於委中之下。由來一載，成怯顯然，潰敗難於收斂。

（處方）製首烏、白蒺藜、鮮桑枝、宣木瓜、杜仲、煨天麻、雲苓、粉萆薢、牛膝、歸身。

二診

（處方）金狗脊、煨天麻、粉萆薢、牛膝、歸身、白蒺藜、宣木瓜、夜交藤。

案2　姚，七月四日。肝腎陰虛，濁液生痰，痰痹於絡，循筋著骨，右鶴膝流痰。起逾二載，潰經半年，其眼數孔，

成管不斂，滋水淋漓。氣陰暗耗，筋絡損傷，肌膚色黑，不得舉動，營衛失和，毒留於絡。如此沉疴，終難結局也。

（處方）人參鬚、黃耆、赤白芍、廣陳皮、雲苓、鮮桑枝〔鴨血炒〕、製首烏、歸身、生鱉甲、眞川貝、草節、忍冬藤。

二診

（處方）清暑益氣湯，去麥冬、五味、蒼朮、升麻、薑棗，加雲苓。

三診

（處方）製首烏、白歸身、雲茯苓、宣木瓜、厚杜仲、潞黨參、東白芍、懷牛膝、綿黃耆、酒炒桑枝

案3 黃。先天不足，肝腎陰虛，濁液生痰，痰痹在絡，左膝流痰，四肢皆有，結核累累。察按神脈皆虛，慮其背脊損突，理之棘手。

（處方）黨參、當歸、懷山藥、杜仲、首烏、杞子、山茱萸、炙草、菟絲子。

案4 張，左。左鶴膝流痰，起經四載，委中潰孔成管，滋水淋漓，膝中腫脹，勢欲竄頭。病在三陰，藥力難以速效者。

（處方）製首烏、當歸身、白芍、土貝、宣木瓜、北沙參、野於朮、陳皮、茯苓、絲瓜絡。

第二十一節 附骨流痰（計11案例）

案1 周，左。鶴膝流痰，起經二載，潰孔七載，成管不斂，滋水淋漓。氣陰暗耗，絡脈皆傷，腫堅不化，尚慮攻竄。

（處方）西黨參、製首烏、赤芍、川杜仲、赤苓、生黃耆、當歸
　　　　身、生鱉甲、土貝母、草節、桑枝。

案2 吳，左。左鶴膝流痰，起經三月，漫腫木痛，色白不
　　　　變。漸有成潰之象，潰則難於收斂者。

（處方）製首烏、桑椹子、土貝、懷牛膝、粉萆薢、全當歸、潼
　　　　蒺藜、雲苓、廣橘紅、淡木瓜。

案3 朱，左。肝腎陰虛，寒熱入絡，右腿外側附骨流痰，漫
　　　　腫酸楚，色白不變，按之板硬。由來四月，久則恐其延
　　　　損，殊非細事也。擬仿陽和法。

（處方）上肉桂、製麻黃、白歸身、懷牛膝、鹿角膠、人熟地、
　　　　白芥子、炙草、陳元酒。

　　　　二診

（處方）獨活寄生湯去桑寄生、生地，加續斷、鮮桑枝。

　　　　三診

（處方）桂枝、川芎、歸身、杜仲、懷膝、北細辛、獨活、防
　　　　風、赤芍、雲苓、秦艽、桑寄生。

　　　　四診

（處方）桂枝、大生地、白歸身、秦艽、雲苓、黃防風、獨活、
　　　　小川芎、生白芍、懷膝、川斷、厚杜仲。

案4 陳，右。腿附骨流痰，起經二十餘載，屢發屢瘥，潰孔
　　　　不一，膿水淋漓，餘腫不化，尚慮攻頭，三陰不足所
　　　　致，難許收功。

（處方）黨參、黃耆、雲苓、半夏、杜仲、首烏、白芍、歸身、
　　　　陳皮、炙草。

案5 殷，左。右腿附骨流痰，起經三載，潰已兩月，膿水清
　　　　稀，勢已成管。察按神脈皆虛，乃本原病也。藥力善
　　　　調，須得一年半載之功。

（處方）西黨參、生綿耆、白芍、川杜仲、宣木瓜、製首烏、當歸、川貝、茯苓、生草。

案6 楊，左。先天不足，背脊虛損，濁液生痰，痰痹於絡，左腿附骨流痰。起經半載，潰眼三孔，膿水清稀，漸有成管之象。神脈皆虛，恐難結局也。擬大補元煎意。

（處方）大補元煎全方加牛膝、黃耆。

案7 彭，左。右腿附骨流痰，起經載半，漫腫酸楚，色澤紫滯，漸有成潰之象，潰則難以收斂者。擬調營衛，化痰宣絡法。

（處方）製首烏、白芍、沙蒺藜、川杜仲、白茯苓、歸身、陳皮、薑半夏、左牡蠣、生甘草。

案8 張，左。三陰虧損。濁液生痰，痰痹於絡，右足內外臁附骨流痰。起經八月，漫腫作痛，色白不變，按之堅硬，勢漸長大，難以消退者。舌白脈濡，納穀則脹，中虛失司健運，久則恐其涉怯，理之棘手。

（處方）六君子湯加歸身、白芍、牡蠣、米仁。

案9 顧，右，幼。先天不足，肝腎陰虛，濁液生痰，痰痹於絡，左腿附骨流痰。起經八月，漫腫巨大，寒熱往來，蒸膿欲潰，神脈皆虛，潰則難以收斂者。擬扶正托毒法。

（處方）西黨參、製首烏、白芍、廣橘紅、野於朮、川貝母、雲苓、川杜仲、生草節。

案10 倪，左。肝腎陰虛，寒痰痹阻絡中，左腿痹著骨，漫腫板硬，色白不變，艱於轉側。由來四月，是乃附骨流痰重症，恐致虛損，潰則難於收斂者。擬右歸飲大意。

（處方）大熟地、上肉桂、甘杞子、當歸、懷山藥、鹿角膠、山萸肉、菟絲子、川杜仲、川牛膝。

案11　曹，左。左腿內側附骨流痰，起經一載，漸長大，漫腫木痛，已有成潰之象，潰則難於收斂者。擬和補營衛，化痰和絡法。

（處方）西黨參、製首烏、當歸、沙蒺藜、川杜仲、生於朮、川貝母、白芍、橘核、雲茯苓。

第二十二節　貼骨流痰（計4案例）

案1　苗。風寒濕痰，乘虛襲絡，始因右環跳作痛，繼漸結核，色白不變，板硬，形勢如軸，大股上下內外皆腫，不能舉動，勢已成損。病延一載，正虛邪實，潰則難斂，藥力善調，冀能連破為妙。乃貼骨流痰是也，恐難結局耳。

（處方）製首烏、野於朮、製半麴、新會皮、福澤瀉、當歸尾、左牡蠣、白蒺藜、雲茯苓、宣木瓜。

案2　歸。先天不足，肝腎陰虧，寒痰乘虛痹絡，左腿貼骨流痰。起經三載，漫腫板硬，著骨酸楚，屈而不伸，艱於步履，舌苔黃白，脈濡細。病道已深，藥力難以消退，潰則不易收斂。仿陽和法。

（處方）熟地、鹿角膠、上肉桂、麻黃、全當歸、白芥子、懷牛膝、炙草。

案3　方，左。左腿下面貼骨流痰，復發成潰，潰孔生管，膿水淋漓，孔眼深大，神脈皆虛，三陰不足之軀。藥力善調，須得一年半載之功。仿大補元煎意。

（處方）大補元煎全方加黃耆、牛膝。

案4　盛，右。症象貼骨流痰，起經四載，潰孔數眼，成管不斂，膿水淋漓。三陰虧損，神脈皆虛，乃怯損之萌也。

如能怡養調攝，庶幾緩以圖功。擬仿大補元煎意。

（處方）大補元煎全方加耆皮、茯苓。

第二十三節　海底流痰（計1案例）

案1　潘，左。三陰不足，濕熱下注，挾痰凝聚，海底流痰，結核堅硬，色白不變，按之酸楚，已經逾月，舌苔糙白，脈濡細。本原之病，不宜成潰，潰則易於成漏也。

（處方）中生地、赤芍、陳皮、知母、遠志、當歸身、川貝、龜板、川柏、甘草、雲苓。

　　　二診

（處方）小生地、赤芍、甘草、澤瀉、粉萆薢、紅琥珀、歸尾、土貝、赤苓、丹皮、遠志。

第二十四節　囊下流痰（計1案例）

案1　陳，左。濕痰下注，襲痹厥陰之絡，囊下流痰既潰，膿出清稀。綿延兩月，舌白脈濡，營衛兩虛，淹纏成漏可虞。治宜和補化痰。

（處方）潞黨參、當歸、石決明、陳皮、川貝母、製首烏、耆皮、白芍、茯苓、甘草梢。

　　　二診

（處方）前方去陳皮，加米仁、象牙屑。

第二十五節　尾閭流痰（計1案例）

案1　呂。三瘧經年，三陰虧損，瘧必有痰，痰痹於絡，尾閭之旁腫酸楚，色白不異，由來三月，是乃流痰。為日已

多，恐難消退。擬和補營衛，宣絡化痰。

（處方）首烏、雲苓、橘紅、杞子、白芍、歸身、川貝、半夏、
　　　　杜仲、蒺藜、木瓜。

第二十六節　足背流痰（計1案例）

案1 陸，左。肝腎陰虛，濁液生痰，痰痹於絡。左手大指僵
節蛀，漫腫作痛，有成管之象。右足流痰潰孔成管，滋
水淋漓。舌苔光剝，脈息細數。本原之病，藥力難以奏
效者。

（處方）大生地、西洋參、東白芍、眞川貝、地骨皮、淡天冬、
　　　　牡丹皮、生鱉甲、雲苓、左牡蠣、廣陳皮。
　　　　二診

（處方）西洋參、炒丹皮、大生地、炙橘紅、雲苓、川貝母、左
　　　　牡蠣、東白芍、白歸身、福澤瀉。
　　　　三診

（處方）製首烏、川柏、白芍、生甘草、白蒺藜、北沙參、橘
　　　　紅、雲苓、白歸身、福澤瀉、左牡蠣。
　　　　四診

（處方）西洋參、小生地、丹皮、赤芍、鮮桑枝、眞川貝、白蒺
　　　　藜、陳皮、甘菊花、石決明、雲苓。
　　　　五診

（處方）西洋參、小生地、生米仁、甘草節、鮮桑枝、土貝、生
　　　　綿耆、白歸身、赤芍藥、忍冬藤、赤茯苓。

第二十七節　穿踝流痰（計4案例）

案1　倪，右。腸肛半載有餘，復經咯血，真陰虧損，八脈不
　　調，經事參差，近又乍寒乍熱，兩足穿踝流痰，漫腫酸
　　楚，難於舉動，最慮延損。

（處方）製首烏、白歸身、眞川貝、生鱉甲、雲苓、東白芍、白
　　蒺藜、廣橘紅、炒丹皮、杜仲、桑枝〔鴨血炒〕。

　　二診

（處方）製首烏、白蒺藜、川續斷、懷膝、桑椹子、白歸身、紋
　　秦芁、東白芍、雲苓、生鱉甲、厚杜仲、丹皮、鮮桑枝
　　〔鴨血拌炒〕。

　　三診

（處方）製首烏、白歸身、白蒺藜、杜仲、鱉甲、雲苓、淡蓯
　　蓉、煨天麻、紋秦芁、木瓜、牛膝、萆薢。

案2　徐，右。肝腎陰虛，濕痰痹絡，右足穿踝流痰。起經百
　　日，潰孔成管，膿水淋漓，足背漫腫，尚慮竄頭，步履
　　維艱，最易延損。擬調和營衛，佐以化痰法。

（處方）製首烏、眞川貝、歸身、雲苓、陳皮、潞黨參、綿黃耆
　　、白芍、甘草、懷膝、杜仲。

　　二診

（處方）潞黨參、雲苓、白芍、甘草、鮮桑枝、製首烏、歸身、
　　川貝、陳皮、杜仲、木瓜。

　　三診，旁圍紅腫，足背仍腫。

（處方）首烏、歸身、川貝、懷膝、綿耆、黨參、白芍、陳皮、
　　木瓜、蒺藜、桑枝。

案3　陳。先天不足，肝腎陰虛，濁液化痰，痰痹於絡，兩足
　　穿踝流痰。起經四月，漫腫木痛，久則慮其成潰，難以
　　收斂。擬和補化痰，佐以宣絡之法。

（處方）黨參、於朮、白芍、半夏、雲苓、首烏、歸身、蒺藜、

橘紅、木瓜。

案4　唐，右。左足外穿踝流痰，起經一載，潰眼兩孔，流水淋漓，成管不斂，氣陰並耗，難許速效者。

（處方）生耆皮、歸身、陳皮、土貝母、懷牛膝、製首烏、白芍、茯苓、漢防己、生草節、鮮桑枝。

第二十八節　鑽骨流痰（計1案例）

案1　胡，左。三陰虧損，濁液痺絡，右足踝足底鑽骨流痰。起經載半，潰孔不一，成管不斂，滋水淋漓，舌苔薄白，脈來濡細。本原之病，恐難結局也。

（處方）潞黨參、綿黃耆、東白芍、雲苓、宣木瓜、製首烏、白歸身、厚杜仲、懷牛膝、甘草、桑枝。

二診

（處方）製首烏、陳皮、甘草、雲苓、川貝、東白芍、杜仲、米仁、牡蠣、歸身、生鱉甲、鮮桑枝〔鴨血拌炒〕。

三診

（處方）製首烏、雲苓、白芍、生鱉甲、厚杜仲、潞黨參、歸身、甘草、左牡蠣、川貝母、廣橘紅、鮮桑枝。

第二十九節　梅核流痰（計2案例）

案1　錢，右。營衛不和，痰聚氣凝，左右頸間及肩腿梅核流痰，結核酸楚，色白不變。由來五月，其病蘊於筋絡，藥力難以驟效。

（處方）製首烏、真川貝、白芍、海浮石、雲苓、北沙參、蒺藜、石決、廣橘紅、甘草。

二診

（處方）製首烏、茯苓、東白芍、嫩鉤鉤、石決明、眞川貝、遠
　　　　志、白歸身、甘草、廣陳皮。

案2 沈。營衛不和，濕痰痹絡，兩臂梅核流痰，結核累累，
　　　酸楚作痛，艱於舉動。漸有成損之象，理之棘手。

（處方）首烏、當歸、半夏、天麻、瓜絡、白蒺藜、白芍、橘紅
　　　　、天竺、茯苓。

第三十節 風毒流痰（計1案例）

案1 汪，左，九月廿五日。三載之萌，曾經患大雷頭風，風
　　　邪化火，火盛生痰，痰痹於絡中，巔頂頭腦後結為風毒
　　　流痰，竄生不一，潰孔成管，膿水淋漓。陰氣暗耗，毒
　　　尚留戀，餘腫餘堅不化，最慮竄頭病道深遠，非計日所
　　　能奏效。

（處方）製首烏、西洋參、白蒺藜、川貝、石決明、生耆皮、牡
　　　　丹皮、雲茯苓、橘紅、鉤鉤。
　　　　二診

（處方）西洋參、白歸身、牡丹皮、石決明、甘草、製首烏、白
　　　　蒺藜、生鱉甲、鉤鉤、土貝。
　　　　三診

（處方）製首烏、白歸身、生鱉甲、白蒺藜、雲苓、西洋參、赤
　　　　芍藥、石決明、川貝母、甘草。

第三十一節 濕毒流痰（計4案例）

案1 葛，左。右膝內側濕毒流痰，起經四載，潰孔成管，膿
　　　水淋漓，肉色紫暗。正虛毒戀，理之棘手。擬調和營
　　　衛，參入運濕化痰法。

（處方）生耆皮、石決明、白芍、土貝母、苡米仁、絲瓜絡、製首烏、當歸、陳皮、生鱉甲、茯苓、生草節。

案2 李，左。證象濕毒流痰，兩腿皆有，右盛於左，腐潰不一，流膿紫腫，攻竄之機未定，陰液暗傷，舌光而絳，脈息細數，胃穀減少，得食脘脹，脾陽亦弱。五載沉疴，深恐涉怯，非細事也。擬清養和中法。

（處方）北沙參、金石斛、白芍、白茯苓、麥冬、川貝母、橘紅、生穀芽、生草。

案3 湯，左。四肢濕毒流痰，起經一載，潰後滋水淋漓，色滯攻竄。病道深遠，藥力難以速效者。擬培托化痰一法。

（處方）西黨參、歸身、川貝、雲茯苓、苡米、甜冬朮、白芍、陳皮、白蒺藜、生草。

案4 胡，左。濕毒流痰，結於腎囊少腹，起經四載，潰孔成管，腐潰流水，滋蔓不已。病道深遠，難以速效者。

（處方）細生地、赤芍、石決明、丹皮、當歸、龜板、川貝母、澤瀉、人中黃。

第三十二節　結毒流痰（計4案例）

案1 潘，左。四肢結毒流痰，起經三載，潰孔不一，成管不斂，膿水淋漓，氣陰暗耗，形神消瘦，脈來濡細，胃穀減少，漸成瘡怯一途，恐難結局。勉擬扶正養陰，和絡托毒法。

（處方）沙參、黃耆、白芍、石決明、中黃、首烏、歸身、雲苓、龜板、土貝。

案2 費，左。下疳之後，結毒未盡，挾痰挾濕痹阻絡中，左

胯結毒流痰累累，綿延四月，不易消退者。擬疏泄化痰法。

（處方）冬桑葉、歸尾、防己、白蒺藜、土貝母、牡丹皮、赤芍、陳皮、瓜蔞皮、赤苓。

案3 芮，左。頭額結毒流痰，起經逾年，潰眼不一，流膿作痛，目胞腫脹，勢欲竄頭。本虛毒戀，藥力難於驟效者。

（處方）北沙參、石決明、白芍、鉤鉤、橘紅、製首烏、川貝母、蒺藜、丹皮、穭豆衣。

案4 孫，左。兩腿流痰，腐潰如岩，起經一載，遍體瘄痘，毒火深蘊，理之棘手。

（處方）細生地、歸尾、赤芍、石決明、丹皮、黑山梔、土貝、赤苓、澤瀉、甘中黃、土茯苓、忍冬藤。

第三十三節　乳癰（計2案例）

案1 陸，右。暑濕作瘄，瘄熱末已，右乳房結節，潰膿不爽，腫硬不化，邪戀陽明少陽。擬和解法。

（處方）小柴胡湯加陳皮、茯苓、赤芍、土貝、水薑皮。

案2 顧，右。拌痘觸毒，兼之暑濕內蒸，左右兩乳結節，紫腫而痛，滿乳脹大，頭面火癰。治宜清泄肝胃。

（處方）益元散、羚羊角、炒牛蒡、丹皮、連翹、江枳殼、土貝母、霜桑葉、黑山梔、赤芍、橘核、全瓜蔞、鮮荷梗。

第三十四節　乳癧（計7案例）

案1 王，右。暑邪蘊於肺胃，右乳結腫成癧，潰膿不爽，毒

尚留戀。擬清托法。

（處方）羚羊角、丹皮、黑山梔、陳皮、忍多藤、赤芍、連翹、天花粉、土貝、生甘草。

案2 朱，右。伴花觸毒，左乳結腫成癰，腫脹而痛。欲蒸膿象，防重。

（處方）羚羊角、連翹、炒牛蒡、赤芍、全瓜蔞、當歸、江枳殼、土貝母、桔梗、生草節。

案3 陸，右。肝火化毒，右乳癰腫脹而痛，曾有寒熱。欲蒸膿象，防重。

（處方）化肝煎用橘核，加牛蒡、瓜蔞皮。

案4 吳，右。肝胃氣阻，右乳結腫成癰，色紅而痛，欲蒸膿象。擬疏泄和解法。

（處方）水炒柴胡、當歸、全瓜蔞、土貝、小青皮、炒牛蒡、赤芍、江枳殼、連翹、蒲公英。

案5 錢，右。產後營虛氣阻，右乳結腫成癰，色紅而痛，蒸膿欲潰。擬疏托並進法。

（處方）製香附、當歸、生耆皮、天花粉、小川芎、赤芍、角針、土貝母。

案6 田，右。伴痘觸毒，傷子抑鬱，肝胃氣阻，釀成乳癰，膿泄不暢，餘腫餘堅不化，其毒留戀，尚慮纏囊。擬清肝疏托法。

（處方）製香附、小川芎、赤芍、土貝母、忍多藤、細生地、歸身、小青皮、天花粉、生甘草。

案7 林，右。肝鬱氣阻，陽明之絡失司流利，左乳癰結核腫痛，形勢頗大，已經旬日，難以消退者。

（處方）柴胡〔水炒〕、當歸、製香附、全瓜蔞、炒牛蒡、赤芍

　　　　　　、小青皮、蒲公英、土貝母。

　　　　　二診

（處方）炒牛蒡、赤芍、全瓜蔞、小青皮、茯神、當歸、角針、
　　　　　江枳殼、橘絡、生草、土貝。

　　　　　三診

（處方）生耆皮、當歸、小青皮、天花粉、忍冬藤、炒川芎、赤
　　　　　芍、橘核、土貝母、生甘草。

第三十五節　乳串（計29案例）

案1 趙。懷妊八月，手陽明司胎，陽明鬱熱，氣阻不舒，右
內吹乳串紅腫而痛，舌紅苔糙，脈滑而數。已有蒸膿之
象，難以消退者，慮其轉重。宜疏泄法。

（處方）北柴胡、當歸、陳皮、連翹、天花粉、炒牛蒡、小川芎
　　　　　、枳殼、土貝、黃芩。

案2 錢。肝鬱氣阻，右乳結核成串，腫痛潰膿，膿泄太多，
氣陰受戕，毒留於絡，尚慮竄潰。擬和營散堅法。

（處方）生耆皮、當歸、陳皮、茯神、忍冬藤、細生地、赤芍、
　　　　　土貝、生草、小川芎。

案3 孫。肝胃氣阻，陽明絡脈失司流利，左乳結核成串，腫
硬作痛，已經二旬，難以消退者。

（處方）北柴胡、當歸、丹皮、黑梔、小青皮、製香附、赤芍、
　　　　　橘核、瓜蔞、蒲公英。

案4 李。肝鬱氣阻，陽明絡脈失司流利，釀成乳串，左右皆
有，攻頭不一。起逾三月，潰者潰，腫者腫，難許速效
者。擬疏托並進法。

（處方）生耆皮、歸身、小青皮、土貝母、甘草、製香附、赤芍

、全瓜蔞、橘核、絲瓜絡。

案5 周。肝鬱氣阻，乳汁停滯，右乳結核成串，腫硬作痛，已經半月，難以消退者。擬疏泄肝胃法。

（處方）製香附、蒲公英、歸身、丹皮、土貝母、小青皮、瓜蔞、赤芍、橘核、黑山梔。

案6 吳。產後營虛氣阻，肝胃不和，右乳起核成串，腫硬作痛，形勢頗大。由來匝月，舌凸薄白，脈細弦數，難免蒸膿外泄，慮其正不敵邪之險。擬疏泄和營法。

（處方）製香附、當歸、小青皮、瓜蔞、炒牛蒡、赤芍、土貝、丹皮、連翹。

案7 鄭。肝胃氣阻，右乳結核作痛，色澤轉紅，蒸膿象也。

（處方）老蘇梗、炒牛蒡、西赤芍、小青皮、枳殼、製香附、當歸身、瓜蔞、蒲公英、連翹。

案8 王。肝胃氣阻，左乳結核成串，雖潰膿不爽，餘腫餘堅尚盛，其毒留戀，尚防竄潰。擬疏泄托毒法。

（處方）生耆皮、製香附、天花粉、橘核、赤芍、當歸、小青皮、粉甘草、土貝、忍冬藤。

二診

（處方）照前方去香附、橘核，加川芎、麥芽。

三診

（處方）照前方去忍冬藤、花粉，加陳皮、瓜蔞。

四診

（處方）照前方去陳皮、瓜蔞，加蒲公英、花粉。

案9 馮。肝胃氣阻，右乳結核成串，紅腫而痛，蒸膿欲潰。擬疏泄提膿法。

（處方）生耆皮、歸身、陳皮、角針、土貝母、製香附、赤芍、

花粉、枳殼、生草節。

案10 陳。肝胃氣阻，右左雙乳串結核腫痛。由來半月，色漸轉紅，曾有寒熱，欲蒸膿象，防重。

（處方）老蘇梗、製香附、連翹、小青皮、橘絡核、牛蒡子、當歸、赤芍、瓜蔞、土貝母、佛手皮。

案11 褚，右。乳串，起經一載，成管不斂，孔眼不一，膿水淋漓，餘腫餘堅不化。正虛毒戀，藥力難以驟效者。

（處方）生耆皮、歸身炭、赤芍、土貝母、橘核、小生地、小川芎、製蠶、生甘草、茯苓。

案12 衛。肝胃鬱熱，左爛皮乳患，腐潰流膿，旁圍腫痛，尚在滋蔓。擬清托法。

（處方）生耆皮、赤芍、陳皮、生草、天花粉、羚羊角、黑梔、土貝、丹皮、忍冬藤。

案13 蔣。肝胃氣阻，右乳結核，腫痛成串，膿毒未盡。治以清托。

（處方）生耆皮、當歸、連翹、天花粉、生甘草、細生地、赤芍、陳皮、土貝母、忍冬藤。

案14 沈。肝鬱氣阻，陽明絡脈失司流利，右乳結核成串，堅硬作痛。已經半月，難以消退者。

（處方）北柴胡、歸身、連翹、苦桔梗、枳殼、炒牛蒡、赤芍、青皮、土貝母、橘核、蒲公英。

案15 韓。肝胃氣阻，右乳結核成串，潰眼三孔，膿不爽，肉腐未化，板硬痞脹。餘毒留戀，營衛不和也。擬疏托並進法。

（處方）生耆皮、當歸炭、瓜蔞、土貝母、生草、製香附、赤芍、青皮、橘核、藕肉、忍冬藤。

案16 楊。懷孕重體，肝胃氣阻，右內吹乳串堅硬作痛，膿泄不爽，其毒留戀。疏泄和營，是其一法。

（處方）製香附、小川芎、赤芍、黑山梔、土貝母、當歸身、小青皮、橘核、蒲公英、生草節。

案17 朱。肝胃氣阻，左乳結串腫脹而痛，欲蒸膿象。擬疏泄法。

（處方）北柴胡、小青皮、牛蒡子、連翹、土貝母、赤芍、蒲公英、當歸身、瓜蔞、江枳殼。

案18 秦。肝鬱氣阻，右乳結核成串，腫硬作痛，身熱形寒，舌白頭脹，胸悶作惡，觸受暑邪。已經半月，勢難消退者，慮其轉重。

（處方）柴胡〔水炒〕、製香附、廣陳皮、赤芍、橘核、土貝母、牛蒡子、小青皮、連翹殼、枳殼、淡芩、佛手。

案19 尤。肝胃氣阻，右乳結核成串，潰膿不爽，堅腫尚盛，且寒熱，慮其攻頭他竄，素體陰虛，其毒留戀，理之棘手。

（處方）西洋參、當歸炭、赤芍、土貝、茯苓、生綿耆、香附、天花粉、橘核、生草、藕節。

案20 許。肝胃氣阻，左右乳串，潰者潰，腫者腫，膿水淋漓，堅硬作痛，慮其攻竄。產後營虛，理之棘手。

（處方）炒柴胡、赤芍、製香附、瓜蔞、赤貝母、當歸、小青皮、茯苓、橘核。

案21 胡。產後營虛氣阻，陽明絡脈失司流暢，釀成乳串，雖潰膿泄不爽，餘腫餘堅不化，尚慮竄頭。擬疏托並進法。

（處方）生耆皮、當歸、瓜蔞仁、陳皮、橘核、製香附、赤芍、

土貝母、生草、忍冬藤。

案22 呂。肝鬱氣阻，伴痘觸毒，右乳結核成串，紅腫而痛，攻頭不一，蒸膿欲潰。擬疏泄提毒法。

（處方）製香附、當歸、角針、小青皮、瓜蔞、炒牛蒡、赤芍、黑梔、江枳殼、土貝、丹皮。

案23 施。懷孕之軀，肝胃不和，氣火鬱結，右乳串潰眼三孔，膿泄不爽，堅硬未化，寒熱往來，尚防攻竄。擬疏托並進法。

（處方）生耆皮、牛蒡、山梔、製香附、枳殼、小青皮、茯苓、當歸、連翹心、土貝、生草。

案24 杜，右。肝胃氣阻，左乳結腫成串。雖潰，毒戀未化，尚慮攻竄。擬清托法。

（處方）生耆皮、當歸身、赤芍、土貝、生草、細生地、天花粉、陳皮、茯神、忍冬藤。

案25 憚，右。肝胃氣阻，左乳結核成串，腫硬作痛，寒熱往來。已經匝月，難以消退。

（處方）老蘇梗、連翹、炒牛蒡、小青皮、小川芎、當歸、土貝、江枳殼、蒲公英、瓜蔞仁。

案26 楊，右。懷妊之軀，肝胃鬱火內熾，右內吹乳串腫痛潰膿，膿泄不爽。腫勢尚虛，慮其攻頭。擬疏托並施，以冀速癒。

（處方）生耆皮、小川芎、江枳殼、瓜蔞仁、土貝母、當歸、製香附、忍冬藤、小青皮、蒲公英、草節、赤芍。

案27 袁，右。胎前內吹乳串，產後不斂，左右兩乳成管，乳汁由孔而出，餘腫餘堅，猶未盡退。營衛不和，毒有所戀也，半載沉疴，藥難驟效。

（處方）中生地、綿黃耆、川芎、白芍、橘絡、紫丹參、甘草節
　　　、歸身、川貝、忍冬、鮮藕肉。

二診

（處方）中生地、紫丹參、川貝、雲苓、川芎、製香附、歸身、
　　　石決、甘草、白芍。

案28 顧，右。肝鬱氣阻，陽明絡脈失司流利，乳汁停阻，右
乳串□乳脹大，堅硬而痛，色漸轉紅，往來寒熱，脘悶
噯噫，舌糙白，脈細混。內因病也，勢必成膿為潰，潰
非一處，不無淹纏。擬疏泄厥陰，通和陽明法。

（處方）柴胡〔水炒〕、歸身、青皮、瓜蔞、枳殼、橘核、製香
　　　附、赤芍、半夏、土貝、麥芽、佛手皮。

二診

（處方）老蘇梗、當歸身、土貝、枳殼、青皮、製香附、佛手
　　　皮、瓜蔞、赤芍、牛蒡、麥芽。

三診，乳串已潰。

（處方）小生地、川芎、赤芍、花粉、忍冬藤、生綿耆、歸身、
　　　陳皮、土貝、甘草節。

四診

（處方）生綿耆、川芎、歸身、紫丹參、土貝母、忍冬藤、橘
　　　核、赤芍、全瓜蔞、甘草節。

五診

（處方）生綿耆、歸身、赤芍藥、雲苓、草節、四製香附、石
　　　決、廣陳皮、土貝、藕肉。

案29 張，右。陰虛體質，肝胃氣阻，左乳結腫成串，堅硬作
痛，形勢頗大，難以消退。

（處方）柴胡、大連翹、歸身、土貝母、瓜蔞、青皮、牛蒡子、
　　　赤芍、蒲公英、橘紅。

二診，乳癰已潰。

（處方）生綿耆、白歸身、茯神、忍冬藤、赤芍、瓜蔞根、橘絡
、陳皮、甘草節、土貝。

三診

（處方）小生地、雲茯神、赤芍、石決、土貝、生綿耆、歸身、
橘絡、瓜蔞、橘紅。

四診

（處方）小生地、赤芍藥、黑栀、甘草節、土貝、白歸身、丹
皮、雲苓、澤瀉、陳皮。

五診

（處方）小生地、赤芍、黑栀、陳皮、澤瀉、石決明、丹皮、橘
紅、土貝、赤苓。

六診

（處方）製香附、黑山栀、赤芍、六麴、澤瀉、雲茯苓、牡丹
皮、陳皮、土貝、九孔石決明。

七診，乳癰，潰眼未斂，旁圍乳癬流水，頭眩眼花。

（處方）細生地、石決明、黑栀、土貝、牡丹皮、赤芍、橘核、
澤瀉、嫩鉤鉤。

八診，乳癬結核，漸成乳癧。

（處方）三原生地、川貝、丹皮、雲苓、九孔石決、青皮〔醋炒〕
歸身、黑栀、橘核、赤芍。

九診，乳癧未消。

（處方）川貝、丹參、白芍、黑栀、丹皮、石決、青皮、歸身、
橘核、瓦楞子。

膏方：大生地、眞川貝、東白芍、紫丹參、製香附、製
於朮、白歸身、雲苓、小川芎、瓦楞子、石決明、黑山
栀、眞橘核、牡丹皮、甘草、遠志肉。上藥，依法製

度。用武火煎三次，濾去渣，再以文火慢熬，至稠厚時將藕粉收膏，瓷器收貯。每日清晨，挑膏四、五錢，雪羹湯送下。

第三十六節 乳癬 （計2案例）

案1 李，右。肝火挾濕交蒸，雙乳癬作癢流水，痰中帶紅，陰分內虧。治以清泄。

（處方）化肝煎去青皮，加細生地、石決明、桑白皮、地骨皮。

案2 姜，右。肝火挾濕交蒸，左右乳癬作癢流水，易於滋蔓，最淹纏也。擬清泄法。

（處方）小川連、赤芍、黑梔、土貝、細生地、丹皮、陳皮、茯苓、澤瀉。

第三十七節 乳癧 （計6案例）

案1 徐，右。肝鬱氣阻，挾痰凝聚，右乳結癧，時有酸楚，已經兩月，藥力難以驟效者。

（處方）四製香附、丹皮、甘草、赤芍、橘核、鱉血炒柴胡、黑梔、歸身、茯苓、九孔石決。

二診

（處方）景岳化肝煎，入香附、瓦楞子。

三診

（處方）製香附、石決、橘核、白芍、雲苓、鱉血炒柴胡、丹皮、歸身、橘絡、黑梔。

案2 陸，右。陰虛木鬱，鬱則生火，火盛生痰，痰隨氣阻痹於絡中，右乳結癧，起經七載，漸次長大，時痛時止，

色白不變，情志之病也。脈左細弦右濡，舌紅苔糙，中心裂紋，心嘈悸惕，顛頂頭痛，兩手麻木，少腹酸楚，帶下頻頻，是陰虛陽亢之見端。內風上旋，衝任督帶失於營養，內外同病，豈是尋常外傷耶？擬仿景岳逍遙散損益。

（處方）大生地、雲茯神〔辰砂拌〕、嫩白□、嫩鉤鉤、橘核、生白芍、白歸身〔鹽水炒〕、石決明、甘草、鮮藕肉、酸棗仁〔黑梔水泡，湯炒〕、左牡蠣〔煅〕。

案3 劉，右。肝鬱化火，挾痰凝聚，左右乳癧結核累累，潰者潰，腫者腫，但流滋水，漸有管象，舌黃脈細。陰分素虧，理之棘手。

（處方）大生地、當歸、川貝、丹皮、遠志肉、野於朮、赤芍、橘紅、茯神、黑山梔。

案4 毛，右。陰虛木鬱，鬱則生火，火盛生痰，痰痹於絡，氣隨痰阻，左右雙乳結核累累，時痛時止。已逾匝月，咳嗆火升，舌苔薄白，脈息虛細。本元情志之病，藥力難以驟效者。擬養陰泄木，佐以清金化痰法。

（處方）大生地、川貝、廣橘紅、炙紫菀、黑山梔、石決明、白芍、生蛤殼、丹皮、雲苓。

二診

（處方）前方去紫菀、蛤殼，加沙參、澤瀉，換橘核。

三診

（處方）生地、白芍、丹皮、瓦楞子、桑皮、杏仁、黑梔、橘核、澤瀉。

案5 陸，右。陰虛木鬱，鬱則生火，火盛生痰，痰痹於絡，右乳結症，按之酸楚，色白不變，舌糙脈細。本元之病，藥力難於驟效。

（處方）化肝丸用橘核，加石決明、鈎鈎。

案6　朱，右。陰虛氣阻，挾痰凝聚，左乳結癖，由來四月，漸次長大。情志之病，藥力難於奏效者。

（處方）金鈴子散合化肝煎，用橘核。

第三十八節　乳癖（計1案例）

案1　陳，右。鬱則生火，火盛生痰，痰痹於絡，右乳結癖。由來五載，堅硬如石，按之木痛，色白不變，漸次長大，日甚一日。乃情志之病，須得藥力善調，以冀連破為妙。

（處方）鱉血拌柴胡、製於朮、青皮、石決、茯神、四製香附、黑山梔、土貝、丹皮、遠志、鮮藕肉。

案2　褚。病起於鬱，鬱則生火，火氣消長，堅硬如石，由漸生痰，痰凝氣阻，兩乳結癖。由來七載，色白木痛，稍有酸楚，神虛脈亦虛。但情志之病，久則慮其成潰，潰既是岩。非草木之功所能見效，必須靜養，功先為第一要圖也。

（處方）鱉血拌柴胡、百蒸於朮、石決明、白芍、遠志、四製香附、瓦楞子、黑山梔、丹皮、朱茯神、藕肉。

案3　黃。症象乳癖，內由肝鬱氣凝，挾痰痹絡所致，難以即效。

（處方）製香附、川貝、白芍、黑山梔、茯神、野於朮、歸身、丹皮、石決明、遠志炭。

案4　貴，右。肝胃氣滯，右乳結癖，時痛時止。情志之病，藥力必佐開懷，冀能緩以圖功。

（處方）柴胡〔水炒〕、歸身、丹皮、遠志炭、四製香附、白芍、

黑梔、茯神、青蒿子。

案5 沈，右。肝鬱氣阻，挾痰凝聚，右乳結癖。由來六載，日漸長大，乳頭流血，舌紅苔剝，脈息濡細滑。情志之病，藥力必佐怡養為要。

（處方）大生地、石決、黑梔、遠志肉、嫩鉤鉤、當歸身、白芍、丹皮、雲茯神、生草。

案6 王，右。肝膽氣阻，挾痰凝聚，左乳結癖。由來半載，漸次長大。情志之病，難以驟效。擬逍遙散法。

（處方）八味逍遙散去朮、芩，加茯神、遠志、香附、川貝、橘核。

案7 王，右。濕熱蘊於肝絡，右乳癖流水作痛，易於滋蔓，擬化肝加減。

（處方）化肝丸加夏枯草、甘草。

案8 徐，右。證象乳癖，起經二十來年，漸次長大，時痛時止。乃由肝鬱氣阻，挾痰凝聚而成，冀其帶延年是幸。擬逍遙散加減法。

（處方）八味逍遙散去草、薄，用茯神，加香附、橘核、遠志。

案9 陸。肝鬱氣阻，挾痰凝聚，左右雙乳癖結核酸楚，日漸長大。本元之病，藥力難於速效。

（處方）化肝丸用橘核，加瓦楞子、雪羹湯。

案10 朱，右。陰虛木鬱，乳癖復發，抽掣作痛，兼之喉痹，咽哽紅絲繞纏，舌黃脈細。本元情志之病，藥力難以速效。擬養陰泄木，鹹降化痰法。

（處方）生西洋參、川貝、白芍、黑山梔、雲苓、大生地、石決、丹皮、柏子仁、橘核、鉤鉤。

第三十九節 乳岩（計7案例）

案1 王，右。木鬱失條，鬱則生火，火甚生痰，痰隨氣阻，右乳成岩，塊磊高突，色漸轉紅，時痛時止，脈來細澀，舌苔糙白。情志之病，不宜成潰，藥石必佐以開懷，冀其連破為妙。擬逍遙散法。

（處方）鱉血炒柴胡、九蒸於朮、白芍、茯神、藕肉、黑梔、四製香附、歸身、川貝、遠志、丹皮。

二診

（處方）前方去於朮、遠志，加石決、橘核、佛手皮、甘草。

案2 陶，證象乳岩，由來三載，曾經出血，氣穢異常，形如石榴翻子，症屬不治。勉擬入味逍遙散合化肝煎一法，聊盡醫治之心而已。

（處方）朱砂拌茯苓、棗仁、丹皮、黑梔、土貝、鱉血拌柴胡、青皮、歸身、白芍、澤瀉。

案3 姜。病起於鬱，鬱則生火，火盛生痰，痰凝氣聚，左乳結癖。由來三載，隨氣消長，堅硬如石。今春雖潰，潰流滋水，且有出血，即是乳岩。形瘦色㿠，納穀漸減，經阻不行。舌苔薄白。脈左細數，右部弦滑。細屬陰虧，弦屬木旺，滑必有痰，數則為熱。本原情志為病，非草木之功所能奏效，所謂草木無情，不能令人歡悅耳。勉擬仿八味逍遙散，參入咸降化痰之品。

（處方）鱉血拌柴胡、丹皮、茯苓、橘紅、製於朮、石決明、四製香附、黑梔、遠志、甘草、鮮藕肉、川貝母。

案4 衛，右。病起於鬱，鬱則生火，火盛生痰，痰凝氣阻，兩乳結癖。由來七載，隨氣消長，堅硬如石，色白木痛，稍有酸楚，神虛脈亦虛。但情志之病，久則慮其成

潰，潰即是岩。非草木之功所能見效，必須靜養功夫是
為上策。

（處方）柴胡〔水炒〕、於朮、白芍、瓦楞子、遠志、製香附、石
決明、丹皮、黑山梔、茯神、鮮藕肉。

案5 呂，右。證象乳岩，乃由肝鬱挾痰凝聚，腐潰如岩，流
水無膿，旁有結腫，勢欲攻頭，舌糙白，脈濡細。病在
本元，情志所發，藥力斷難求效，免擬。

（處方）大生地、甜冬朮、白芍、川貝、丹皮、湖藕、製香附、
當歸、石決、黑梔、茯神、遠志肉。

案6 錢，右。肝鬱氣阻，挾痰凝聚，先有乳岩，繼增脅肋掣
痛。由來數月，塊磊高突堅硬如石，色白木痛。情志之
病，藥力以圖遲破為幸。

（處方）北柴胡、當歸、山梔、石決明、遠志、製香附、白芍、
丹皮、小青皮、茯神。

案7 吳，右。肝鬱氣阻，挾痰凝聚，左乳結腫成岩。起經八
載，漸有成潰之象。潰則慮其翻花流血，非細事也。

（處方）加味逍遙散去芩、薄、薑，加香附、遠志、茯神。

第五章 疔、瘡、癤、疳、風、癬

第一節 眉心疔（計1案例）

案1 顏，右。伴花觸毒，兼感風濕，眉心結疔，現竄兩頭，腫勢散蔓，寒熱往來，舌紅脈數，恐有走黃之慮。治擬清瀉提毒法。

（處方）霜桑葉、淡芩、苦桔梗、江枳殼、土貝母、羚羊角、赤芍、生甘草、角刺、連翹。

第二節 鳳眉疔（計1案例）

案1 朱，左。暑風熱化毒，左鳳眉疔。起經六日，業已走黃，腫勢散蔓，目已合鳳縫，肉腫瘡不腫，身熱形寒，胸悶頭脹，邪鬱不達，慮其內傳，神昏至險候也。

（處方）羚羊角、丹皮、苦桔梗、赤芍、江枳殼、鮮生地、連翹、土貝母、淡芩、鮮荷梗、生甘草、霜桑葉。

第三節 眼角疔（計1案例）

案1 吳。風溫化毒，左眼角疔腫痛蒸膿，恐其毒散。亟以清化法。

（處方）羚羊角、霜桑葉、丹皮、赤芍、枳殼、黃甘菊、細生地、地丁草、連翹、淡芩、生草、苦桔梗。

第四節 鬢疔（計1案例）

案1 葉。風溫鬱伏少陽陽明太陽，鬢疔起經五日，癢痛並作慮其走黃。擬清泄提毒法。

（處方）羚羊角、淡芩、炒牛蒡、黑山梔、苦桔梗、連翹、江枳殼、土貝、小川連、地丁草、甘中黃、白茅根。

第五節 鼻疔 （計1案例）

案1 范，右。暑邪鬱踞肺胃，結為鼻疔，腫痛，身熱形寒，舌白脈數。症勢方張，慎防轉重。

（處方）羚羊角、白杏仁、淡芩、江枳殼、地丁草、甘中黃、牛蒡子、黑山梔、連翹、苦桔梗、土貝母、白茅根。
二診

（處方）原方去黑梔、杏仁，加花粉、桑皮、知母、地骨。

第六節 穿腮疔 （計1案例）

案1 徐，左。暑風濕熱，襲鬱陽明，左穿腮疔，腫勢散蔓，根堅木痛，勢欲走黃。擬清泄提毒法。

（處方）羚羊角、淡芩、地丁草、苦桔梗、甘菊、黑梔、炒牛蒡、連翹、赤芍、枳殼、銀花、生草。

第七節 風毒疔 （計2案例）

案1 王。暑風濕熱化毒，右太陽風毒疔腫，潰膿泄不爽，腫勢散蔓，毒鬱不化。擬清泄法。

（處方）桑葉、黃芩、連翹、枳殼、桔梗、羚羊角、牛蒡、赤芍、土貝、甘菊、荷梗。

案2 俞。暑風濕熱化毒，右額風毒疔走黃，膿泄不爽，腫勢散蔓，目已合縫，最防裡陷。擬清泄提毒法。

（處方）羚羊角、赤芍、甘菊、淡芩、桔梗、連翹、土貝、桑葉、枳殼、角針、荷梗。

第八節　虎鬚疔（計2案例）

案1 沈。暑風濕毒，熱鬱蒸陽明，虎鬚疔毒，起經逾候，不得膿泄，根圍散蔓，頗有走兆，不可泛視。擬清泄提毒法。

（處方）川連、連翹、桔梗、角針、羚角、淡芩、赤芍、中黃、土貝、茅根。

案2 陸。暑風濕熱，蘊蒸陽明，虎鬚疔毒四日，肉腫瘡不腫，痛在患旁，毒鬱不化，尚慮走黃。擬清泄提毒法。

（處方）羚羊角、黃芩、桔梗、赤芍、連翹、生甘草、枳殼、土貝、荷梗、地丁、角針。

第九節　龍泉疔（計1案例）

案1 周。濕邪襲伏太陰陽明，左偏龍泉疔走黃，起經四日，肉腫瘡不腫，腫至鼻管，木痛無膿，惟流滋水，內唇糜腐氣穢，身熱不解，納少腑閉，脈濡舌白。邪鬱於裡，勢有昏陷變險，不可忽視也。

（處方）疔方內加犀角。

第十節　鎖口疔（計4案例）

案1 左。風溫化毒，鬱蒸陽明，右鎖口疔，起經六日，膿泄

不爽，腫勢散蔓作痛，寒熱往來，舌黃脈濡數。邪未外達，慮其內傳營分之險。擬清泄提毒法。

（處方）羚羊角、黃芩、土貝、赤芍、花粉、黃連、連翹、角針、枳殼、桔梗、人中黃。

案2 李。風溫襲鬱陽明，左鎖口疔，起經三日，紅腫而痛，舌黃脈數，慮其走散，毋忽視之。擬清泄法。

（處方）羚羊角、桔梗、角針、黃芩、枳殼、桑葉、赤芍、甘菊、連翹、土貝。

案3 丘。暑風濕熱化毒，右偏鎖口，疔起三日，腫勢散蔓，膿未外泄。已有走黃之兆，變險可慮也。

（處方）桑葉、黃芩、枳殼、赤芍、角針、茅根、羚角、連翹、桔梗、土貝、地丁、荷梗。

案4 吳。風溫襲於肺胃，右鎖口疔，勢欲走黃，今交三日，腫潰膿根腳散蔓不足，腫勢極盛，引及腮頰，頂平木痛，身熱不解，胸悶作噁，脈濡舌白，便閉溲少。邪鬱不達，慮其毒陷之險，理之棘手。

（處方）疔方加犀黃角。

第十一節　翻唇疔（計3案例）

案1 徐。風溫襲鬱陽明，下翻唇疔，腫脹而痛，欲蒸膿象，慮其走黃。擬清泄提毒法。

（處方）桑葉、淡芩、連翹、花粉、枳殼、羚角、土貝、桔梗、角針、赤苓。

案2 尤。風溫化毒，鬱蒸陽明，下翻唇疔。經起五日，膿泄不爽，根腳散蔓。毒鬱不化，當慮走黃，毋忽視之。擬清泄提毒。

（處方）羚羊角、連翹、枳殼、赤芍、角針、人中黃、黃芩、花
　　　　粉、桔梗、土貝、地丁、茅根。

案3 徐。暑風濕熱，蘊蒸陽明，上翻唇疔。起經三日，膿泄
　　　不爽，腫勢散蔓，頗有走兆，未可忽視。

（處方）黃連、赤芍、枳殼、丹皮、角針、羚羊角、黃芩、連翹
　　　　、桔梗、土貝、中黃、茅根。

第十二節　顴疔（計3案例）

案1 田。暑風濕熱化毒，左顴疔，腫而痛，欲蒸膿象。擬清
　　　泄提毒法。

（處方）羚羊角、黃芩、甘草、桔梗、枳殼、花粉、連翹、角針
　　　　、赤芍、荷梗。

案2 湯。暑風濕蒸，襲鬱陽明，左顴疔，起經正候，膿泄不
　　　爽，旁圍堅腫，毒鬱不化，慮其更張。

（處方）羚羊角、赤芍、川連、連翹、花粉、土貝、黃芩、地丁
　　　　、桔梗。

案3 張。風溫時屬，襲伏肺胃，右顴疔走黃，雖潰無膿，作
　　　癢木痛，腫勢散蔓，引及眼胞，目將合縫，胸悶不舒，
　　　畏風寒熱，舌白脈數。邪不外達，勢有內傳營分而致昏
　　　陷之險。

（處方）香犀角、連翹、土貝、土芍、甘中黃、製蠶、羚羊角、
　　　　丹皮、角針、地丁草、天花粉、茅根、蘆根、菊葉。

第十三節　竹節疔（計7案例）

案1 孫。冬溫化毒，右手小指竹節疔走黃，膿腐漫腫，勢數

欲竄頭，毒鬱不化，深慮損指。

（處方）羚羊角、丹皮、花粉、連翹、赤苓、細生地、赤芍、土
貝、草節、冬藤。

二診

（處方）耆皮、土貝、丹皮、生草、生地、赤芍、花粉、冬藤、
陳皮。

案2 尤。冬溫化毒，左手大指竹節疔，腫脹而痛，欲蒸膿
象。擬清泄法。

（處方）羚羊角、連翹、土貝、丹皮、赤芍、天花粉、桔梗、生
草、枳殼、冬藤。

二診

（處方）細地、赤芍、丹皮、桔梗、陳皮、川連、花粉、連翹、
生草、土貝。

案3 方。冬溫化毒，鬱於手少陽三焦，左手無名指竹節疔，
走黃腫潰，膿泄不爽，腫勢散蔓，毒鬱不化。擬清泄
法。

（處方）細生地、連翹、冬藤、丹皮、土貝、天花粉、桔梗、川
斷、赤芍、草節。

二診

（處方）前方去桔梗，加羚羊角、陳皮。

三診

（處方）羚羊角、甘菊、連翹、丹皮、赤芍、土貝、細生地、花
粉、桔梗、生草、冬藤。

案4 高。冬溫化毒，左手無名指竹節疔，走黃，腫勢散蔓，
指節作腐，痛甚則厥，舌黃脈細數。邪鬱不化，彌慮內
傳昏陷之險。

（處方）犀角地黃湯，加花粉、連翹、桔梗、土貝、中黃、冬藤

　　。

　　二診

（處方）羚角、桔梗、丹皮、生草、連翹、細地、花粉、赤芍、
　　　　土貝、冬藤。

　　三診

（處方）前方去羚、桔、翹，加耆皮、陳皮、赤苓。

　　四診

（處方）前方去花粉、赤苓、冬藤，加川斛、茯神、瓜絡。

案5 顧。右手大指節竹疔，收斂之後絡脈損傷，屈而不伸，
　　　已來痼疾，難許全功者。

（處方）小地、當歸、秦艽、白蒺藜、瓜絡、川芎、赤芍、木瓜
　　　　、茯苓、生草、桑枝。

案6 錢。暑風濕熱，鬱蒸化毒，左手中指竹節疔腫脹，已有
　　　蒸膿之象。擬清苦泄化法。

（處方）桑葉、丹皮、連翹、桔梗、土貝、川連、山梔、赤芍、
　　　　枳殼、菊葉、益元散。

案7 葛。暑風濕熱痹絡，左手中指腫脹痛癢，按之板實，慮
　　　其結聚成疔，症機未定也。擬傳世化毒法。

（處方）桑葉、淡芩、連翹、枳殼、菊葉、川連、羚角、土貝、
　　　　桔梗、六一散。

第十四節　蛀節疔（計4案例）

案1 陸。冬溫化毒，鬱於手厥陰經，右手中指蛀節疔，腫痛
　　　潰膿。毒留未化，損指可慮也。

（處方）川連、土貝、冬藤、丹皮、花粉、赤芍、細地、甘草、
　　　　連翹。

　　二診

（處方）前方去川連，加耆皮、茯苓、赤豆。

　　三診

（處方）細生地、花粉、赤芍、冬藤、山梔、全當歸、丹皮、甘
　　　　草、土貝、陳皮。

案2 鄒。風溫化毒，右手中指蛀節疔，膿泄不爽，堅硬不
化，指甲欲脫，理之非易者。擬清泄化毒法。

案3 顧。右手次指蛇咬傷而起，挾受溫邪化為蛀節疔，潰膿
作痛，毒鬱不化，彌恐指節脫落之險。擬清托化毒法。

（處方）細生地、丹皮、陳皮、花粉、甘草、羚羊角、土貝、耆
　　　　皮、赤芍、冬藤。

　　二診

（處方）前方去羚羊角、花粉，加米仁、赤苓。

案4 趙。濕邪化毒，鬱蒸肺胃，右手大指蛀節疔走黃，腫痛
潰膿，絡脈損傷，彌慮節骨脫落。擬清托法。

（處方）羚羊角、連翹、丹皮、赤芍、鮮地、桔梗、花粉、土貝
　　　　、人中黃。

第十五節　蟹鉗疔（計4案例）

案1 王。風溫化毒，右手蟹鉗疔，腫脹而痛，蒸膿欲潰。擬
清泄提托法。

（處方）羚羊角、連翹、甘草、赤芍、角針、花粉、土貝、桔梗
　　　　、枳殼、茅根。

案2 顧。濕邪化毒，左手芝麻疔，潰膿不爽，毒留於絡，右
手合谷蟹鉗疔，腫脹作痛，欲蒸膿象，不可泛視。

（處方）羚羊角、黃芩、連翹、枳殼、土貝、角針、桑葉、花

粉、桔梗、甘草、赤芍、荷葉。

案3 范。濕邪化毒，右手合谷蟹鉗疔，腫痛潰膿，毒留未化。擬清化法。

（處方）細生地、連翹、花粉、赤芍、人中黃、羚羊角、桔梗、丹皮、土貝、忍冬藤、茅根。

案4 陳。暑熱化毒，左手蟹鉗疔，腫脹而痛，致蒸膿象，仿重毋忽。

（處方）羚羊角、花粉、甘菊、桔梗、土貝、連翹、地丁、枳殼、赤芍、荷梗、六一散。

第十六節　蛇眼疔（計3案例）

案1 王。冬溫化毒，右手大指蛇眼疔，腫痛潰膿，毒留未化。擬清托法。

（處方）細生地、花粉、赤芍、甘草、桑葉、丹皮、陳皮、土貝、忍冬藤。

案2 張。冬溫化毒，右手大指蛇眼疔，腫脹而痛。欲蒸膿象，防重。

（處方）羚羊角、丹皮、桔梗、生草、花粉、桑葉、連翹、土貝、茅根、赤芍、地丁。

案3 張。冬溫化毒，右手大指蛇眼疔，腫脹而痛，勢致蒸膿，慮其轉重。

（處方）桑葉、連翹、甘草、赤芍、地丁、丹皮、花粉、桔梗、土貝、茅根、羚羊角。

二診

（處方）前方去桑葉、地丁、茅根，加細生地。

第十七節　手丫疔（計3案例）

案1　陳。風溫化毒，右手丫疳疔，紅腫而痛。欲蒸膿象，勿泛視之。擬清泄法。

（處方）羚羊角、丹皮、甘草、土貝、赤芍、桑葉、連翹、桔梗、枳殼、花粉。

二診

（處方）前方去桑、翹，加細地。

案2　高。暑風濕熱，襲鬱陽明，左手丫疔，疳毒腫脹而痛，欲蒸膿象，身熱不然，而屬內外病情，理之棘手者。

（處方）香薷、藿梗、米飯、枳殼、通草、川連、杏仁、陳皮、桔梗、荷梗、六一散。

案3　胡。暑濕熱化毒，右手丫疳疔，腫痛潰膿，毒走臂間，腫而且痛，勢欲竄頭，理之棘手。

（處方）細生地、連翹、桔梗、丹皮、土貝、羚羊角、花粉、赤芍、中黃、忍藤、絲瓜絡。

第十八節　兌疔（計1案例）

案1　朱。暑濕熱化毒，右手當脈兌疔，紅腫而痛，蒸膿欲潰。擬清泄提毒法。

（處方）羚羊角、花粉、甘草、赤芍、角針、丹皮、連翹、桔梗、土貝、茅根。

第十九節　紅絲疔（計2案例）

案1　林。暑風濕熱，化毒蘊於手厥陰經，右手中指紅絲疔，起經兩日，最易入心，變險可慮也。擬清苦泄化法。

（處方）羚羊角、小川連、赤芍、連翹、通節、霜桑葉、丹皮、
　　　　黑梔、土貝、生草節。

案2 徐，左。濕熱痹絡，左之大指紅絲疔，腫脹而痛，欲蒸
膿象，慮其走散，毋忽視之。擬清泄化毒法。

（處方）白芷、霜桑葉、丹皮、連翹、土貝母、赤苓、小川連、
　　　　赤芍、江枳殼、生地、滑石。

第二十節　臂疔（計4案例）

案1 章。暑風濕熱，蘊蒸陽明，右臂疔走黃，腫勢散蔓，膿
泄清稀。其毒尚鬱，慮其更深。

（處方）羚羊角、芩、地骨皮、知母、土貝、細生地、甘菊、赤
　　　　芍藥、製麯、甘草、荷梗。

案2 胡。暑濕熱化毒，右手臂爛皮疔，腐潰流水，不得膿
泄，腫勢散蔓，慮其走黃，毋忽視之。

（處方）羚羊角、川通、茯苓、桔梗、連翹、土貝、山梔、赤芍
　　　　、六一散。

案3 李。暑風濕熱化毒，左臂疔走黃，不得膿泄，腫勢散
蔓。毒鬱於裡，慮有內陷之險。

（處方）羚羊角、淡芩、桔梗、土貝、角針、六一散、桑葉、枳
　　　　殼、赤芍、連翹、甘菊、荷梗。

案4 朱。濕邪化毒，蘊蒸陽明，左臂爛皮疔走黃，腐潰流
水，蔓延迅速，舌紅無苔，息細數，惟恐毒陷至險候
也。

（處方）犀角地黃湯，加花粉、土貝、人中黃、知母、連翹、茅
　　　　柴根、忍藤。

第二十一節　羅疔（計4案例）

案1　褚。暑風濕熱，襲鬱太陰，右手大指羅疔，腫脹而痛，已經二候，欲蒸膿象，防其走黃，毋忽。

（處方）羚羊角、地丁草、丹皮、枳殼、赤芍、黃芩、連翹、桔梗、土貝、荷梗、益元散。

案2　邱。溫邪化毒，蘊蒸陽明，左手次指羅疔，腫脹而痛，已經半月，欲蒸膿象。擬清泄提毒法。

（處方）羚羊角、川連、花粉、角針、桔梗、赤芍藥、土貝、丹皮、茅根、連翹、生甘草。

案3　俞。溫邪化毒，右手中指羅疔，潰而不斂，脈絡損傷，不得屈伸，旁圍堅腫。濕熱留頓，不易即痊者。

（處方）細生地、桑皮、赤芍、陳皮、土貝、丹皮、骨皮、甘草、茯苓、瓜絡。

案4　方，左。冬溫化毒，左手中指羅疔走黃，膿泄不爽，腫勢散蔓，脈細弦數。其毒深踞，變險可慮也。

（處方）細生地、香犀角、天花粉、白桔梗、白茅梗、牡丹皮、大連翹、雲茯苓、人中黃、土貝母、赤芍。

二診

（處方）前方去天花粉，加忍冬藤。

三診

（處方）前方去白桔梗，加白蘆梗、天花粉。

四診

（處方）細生地、赤芍、忍冬藤、赤茯苓、土貝、牡丹皮、天花粉、赤小豆、甘草節、陳皮。

五診

（處方）前方去赤小豆、天花粉，加大連翹。

六診，筋絡損傷，曾有寒熱。

（處方）細生地、天花粉、赤芍、甘草節、土貝母、金石斛、陳皮、丹皮、忍冬藤、雲茯苓。

七診

（處方）前方去石斛、草節、茯苓，加夜交藤、茯神、人中黃。

八診

（處方）細生地、忍冬藤、赤芍藥、陳皮、人中黃、天花粉、牡丹皮、絲瓜絡、雲苓、土貝母。

九診，羅疔已出多骨，腫退痛緩。

（處方）細生地、赤芍、忍冬藤、雲苓、鮮桑枝、白歸身、丹皮、絲瓜絡、川貝、廣陳皮、草節。

第二十二節 足背爛皮疔（計1案例）

案1 沈，左。濕溫化毒，右足爛皮疔走黃，今交七日，腫勢散蔓，腐延迅速，流水無膿，往來寒熱，舌苔糙白，脈息濡數，胃穀減少，面色萎黃。熱之邪留而不化，尚恐滋蔓，非細事也。擬清滲法。

（處方）益元散、佩蘭葉、冬桑葉、赤芍、廣藿香、江枳殼、赤茯苓、牡丹皮、連翹、粉萆薢、土貝、川通草。

二診，腐肉未脫。

（處方）牡丹皮、粉萆薢、赤苓、豬苓、佩蘭葉、赤芍、廣陳皮、半麯、澤瀉、人中黃、土貝。

三診，流水腐脫，寒熱已退。

（處方）細生地、粉萆薢、赤苓、忍冬藤、澤瀉、赤芍藥、牡丹皮、土貝、人中黃、豬苓。

四診

（處方）前方去豬苓、萆薢，加連翹、米仁、茯苓。

第二十三節　腿部爛皮疔（計1案例）

案1　章，右。暑濕熱化毒，右足外廉爛皮疔，作腐流水，旁圍紅腫，尚在滋蔓，症機險重。

（處方）細生地、赤芍、黑山梔、川通草、丹皮、連翹、土貝母、益之散、赤芍。

二診，形寒身熱。

（處方）粉萆薢、澤瀉、連翹、陳皮、荷梗、佩蘭葉、赤苓、赤芍、枳殼、丹皮、土貝、六一散。

三診

（處方）前方去枳殼、萆薢、荷梗、陳皮，加桑白皮、橘紅、黑山梔、地骨皮。

四診，產後咳嗽不止，作痛，腐肉未盡去。

（處方）桑白皮、眞川貝、米仁、雲苓、生蛤殼、地骨皮、橘紅、丹皮、甘草、袖澤瀉、枇杷葉。

五診，疔腐未去盡，產後咳嗽。

（處方）前方去地骨皮、生蛤殼、澤瀉，加整玉竹、甜杏仁、赤芍。

第二十四節　竹節疔（計1案例）

案1　王，右。暑風濕熱化毒，右手大拇指竹節疔，腫脹而痛，蒸膿之象已著，慮其轉重。

（處方）多桑葉、甘菊花、六一散、枳殼、土貝母、淡黃芩、白杏仁、桔梗、赤芍、青荷梗。

二診

（處方）前方去桑葉、黃芩、六一散、杏仁、桔梗，加甘中黃、
　　　　連翹。

　　　　三診，竹節疔已潰。

（處方）羚羊角、天花粉、白知母、甘菊花、甘中黃、赤芍、大
　　　　連翹、白桔梗、土貝母、白茅根、陳皮。

　　　　四診

（處方）前方去知母、陳皮，加細生地、青荷梗。

　　　　五診，攻潰合谷。

（處方）細生地、牡丹皮、知母、茯神、茅根、羚羊角、花粉、
　　　　甘草、赤苓、土貝、忍冬藤。

　　　　六診

（處方）前方去知母、茅根，加鮮稻葉、草節。

　　　　七診，腹痛便溏七八次，手腫漸退。

（處方）甜冬朮、茯苓、製米麵、佛手皮、江枳殼、木香、廣陳
　　　　皮、建麴、丹皮、澤瀉。

第二十五節　指疔走黃（計1案例）

案1 龔，左。始因左手中指豬牙咬傷，暑濕熱鬱蒸化毒，竹
節疔走黃，竄潰於掌心，膿泄不爽，腐傷筋絡，節骨欲
脫，理之棘手。

（處方）卷心竹葉、白節柴根、香犀角、牡丹皮、花粉、黑山梔
　　　　、桔梗、鮮生地、赤芍、連翹、土貝、中黃、茯神。

　　　　二診

（處方）犀角汁、丹皮、天花粉、甘中黃、赤芍藥、鮮生地、連
　　　　翹、雲茯神、忍冬藤、土貝母。

　　　　三診

（處方）細生地、赤芍、天花粉、甘中黃、土貝、丹皮、知母、
　　　　羚羊角、忍冬藤、連翹。

　　　　四診

（處方）前方去知母、土貝、連翹。

　　　　五診

（處方）細生地、羚羊角、連翹、赤芍、絲瓜絡、丹皮、天花
　　　　粉、土貝、中黃、忍冬藤、桑枝。

　　　　六診

（處方）前方去絲瓜絡，加陳皮，用鮮稻葉煎湯代水。

　　　　七診，胃呆少納。

（處方）甘草、人中黃、細生地、天花粉、赤芍、生穀芽、忍冬
　　　　藤、丹皮、陳皮、歸身、土貝母、雲苓、鮮桑枝。

第二十六節　鎖口疔走黃（計1案例）

案1 朱，左。風溫化毒，鬱蒸陽陰，右鎖口疔走黃，腫勢散
蔓，上連頭顛，下及頸頤，目已合縫，牙關緊閉，舌縮
難伸，囈語頻頻乾惡，脈來沉細帶數。昏險之機已著，
風波莫測矣。勉擬。

（處方）香犀角、鮮生地、白桔梗、赤芍藥、甘中黃、羚羊角、
　　　　大連翹、江枳殼、牡丹皮、土貝母、角針、天花粉、鮮
　　　　菊葉、白茅根。

第二十七節　□泛疔（計6案例）

案1 朱，右。手掌勞宮之旁□泛疔，起經兩候，腫痛潰膿，
毒留於絡，尚慮更漲。擬以清托法。

（處方）細生地、丹皮、天花粉、土貝母、甘中黃、赤芍、連翹

、陳皮、白茅根、忍冬藤。

二診

（處方）前方去中黃、丹皮，加甘桔。

案2 陳。**濕熱化毒，右足底□泛疔，走黃腫痛，潰膿不爽，功頭於小指，腫連足踝。毒鬱不化，慮有毒陷內傳之險。**

（處方）細生地、赤芍、連翹、土貝、草節、小川連、丹皮、花粉、澤瀉、忍冬藤。

案3 陳。**濕熱痹絡。右足跟□泛疔，腫痛潰膿，旁圍攻頭，腫勢散蔓，紅暈游走，舌黃膩濁，脈滯濡帶數。毒大流蘊，末可忽視者。擬清化滲濕法。**

（處方）細生地、連翹、黑山梔、小木通、澤瀉、小川連、土貝、萆薢、大竹葉、生草、赤苓。

案4 張。**溫邪化毒，右手掌□泛疔，雖潰，膿泄不爽，毒鬱未化。**

（處方）細生地、丹皮、赤芍、土貝母、白茅根、羚羊角、連翹、桔梗、生草、天花粉、忍冬藤。

案5 俞。**溫邪痹絡，右手掌□泛疔，腫脹而痛，寒熱往來，勢難消退者。**

（處方）羚羊角、炒牛蒡、赤芍、土貝、桔梗、霜桑葉、地丁草、連翹、枳殼、白杏仁。

案6 薛，左。**濕熱下注，兩足□泛疔，潰膿作痛，兼有濕毒滋竄。擬清肺甘露法。**

（處方）細生地、漂白朮、茵陳、茯苓皮、連翹、黃柏、滑石、澤瀉、生甘草。

第二十八節 穿骨疔（計1案例）

案1 杭，左。濕熱化毒，痹於絡中，右足穿骨疔，起經半月，腫脹而痛，欲蒸膿象也。

（處方）細生地、連翹、赤芍、土貝母、忍冬藤、丹皮、赤苓、陳皮、天花粉、生草節。

第二十九節 水疔（計3案例）

案1 胡，左。濕熱化毒，右足前臁水疔，腐潰流水，腫勢散蔓。毒鬱不化，慮其滋大。擬清滲法。

（處方）細生地、淡芩、黑山梔、細木通、車前子、小川連、赤芍、土貝母、澤瀉、生甘草。

案2 楊。濕熱下注，足外踝水疔，腐潰流水，旁圍腫脹，擬清化法。

（處方）細生地、細木通、川連、黑山梔、淡竹葉、連翹、車前子、赤芍、澤瀉、生草節。

案3 沈，左。濕熱化毒，左腿爛皮水疔，流水無膿，腫勢散蔓。毒鬱未化，毋忽視之。

（處方）細生地、牡丹皮、天花粉、赤苓、絲瓜絡、赤芍、連翹、土貝、川通草、忍冬藤。

第三十節 爛皮疔（計6案例）

案1 俞，右。風溫化毒，眉心疔，流水作癢，滋蔓之勢未定。擬清瀉法。

（處方）羚羊角、炒牛蒡、淡芩、黃甘菊、赤苓皮、霜桑葉、丹皮、赤芍、連翹、通草。

案2 殷，左。**濕熱化毒，左足委中之上爛皮疔，糜腐流水，旁圍滋蔓作癢，最淹纏也。**擬清滲法。

（處方）細生地、黑山梔、生雲朮、川黃柏、茵陳、澤瀉、連翹、茯苓皮、江枳殼、飛滑石、竹葉、生草。

案3 陸，右。**暑風濕熱化毒，右手爛皮疔走黃，不得膿泄，根圍起泡，腫勢散蔓。**毒鬱於裡，理之棘手。

（處方）羚羊角、淡芩、連翹、苦桔梗、小川連、赤芍、土貝、江枳殼、六一散、通草。

案4 張，左。**濕熱下注，左足背爛皮疔走黃，腐潰如岩，氣穢色黑。**蔓延之勢未定，慎之。

（處方）細生地、赤芍、黑山梔、土貝母、澤瀉、小川連、淡芩、連翹、木通、甘中黃。

案5 陸，左。**暑濕熱化毒，右手爛皮疔，腐潰流水。**毒鬱未化，慮其滋蔓。

（處方）羚羊角、淡芩、黑山梔、苦桔梗、桑白皮、赤芍、連翹。

案6 宋，左。**溫邪挾濕，蘊蒸陽明，右手背爛皮疔走黃，腐潰流水，不得膿泄，腫勢散蔓，舌紅苔糙，脈息小數，胸悶納減。**毒鬱不化，最慮內傳昏陷之險。

（處方）犀角汁、赤芍、黑山梔、苦桔梗、土貝母、鮮生地、連翹、天花粉、江枳殼、甘中黃、枇杷葉、白茅根。

第三十一節 痔瘡（計4案例）

案1 張，左。**嗜飲之客，中虛濕勝，濕蒸化熱，二氣下注，肛旁腫腔乘痛漸成痔瘡，脈右濡左大，舌苔白膩，中心罩灰黃。**不僅濕熱內蒸，肝火亦屬偏旺也。擬清苦滲泄

法。

（處方）小川連、赤芍藥、陳皮、大連翹、枳殼、甘草梢、眞雲
　　　　朮、防風根、瓜蔞、赤茯苓、桔梗、川通草、鮮佛手
　　　　皮。

二診

（處方）前方去佛手皮、炒雲朮、大連翹、陳皮，加製半夏、新
　　　　會皮、火麻仁。

案2 徐，左。陰虛體質，濕熱蘊於腑絡□心，痔瘡時常腫脹
　　　而痛，舌糙脈濡，乃淹纏候也。

（處方）細生地、牡丹皮、川柏、黑山栀、槐米、當歸尾、陳皮
　　　　、知母、雲茯苓、草梢。

案3 陳，左。先便後血，此遠血也，血去過多，肝脾兩傷，
　　　肝陰不足，肝火有餘，而為痔瘡。紅腫而痛，脾虛氣
　　　陷，致有肛脫紅腫出水，漸有作腐之象，六脈濡細，舌
　　　苔糙白。乃本原病也，擬仿東垣法主之。

（處方）人參蘆、炙黃耆、柴胡〔醋炒〕、陳皮、野於朮、歸身
　　　　、升麻〔醋炒〕、炙草。

案4 談，左。中虛氣陷，脫肛不舉，復兼痔瘡，舌白脈濡，
　　　擬進東垣法。

（處方）補中益氣湯入茯苓。

第三十二節　臟毒（計3案例）

案1 翟，左。仲夜以來，時令暑熱，熏蒸太過，首先犯肺，
　　　臟不容邪還之於腑，始因少腹脹熱，繼而積痢，紅紫兼
　　　有，肛內氣墜作癢，舌苔糙黃，脈來左弦右濡數。怕成
　　　臟毒，治以疏通。

（處方）廣藿梗、廣陳皮、赤芍、枳殼、瓜蔞、赤苓、紫厚朴、甘草梢、桔梗、製軍、澤瀉、楂炭。

二診

（處方）前方去藿梗、瓜蔞、製軍、楂炭，加甜冬朮、淡芩、歸尾、防風根。

案2 魏，左。陰虛濕熱蘊蒸，內肛作痛，大便下血，舌紅苔糙，脈息濡數。慮成臟毒，冀消為吉。擬清化通腑法。

（處方）細生地、肥知母、赤芍、瓜蔞仁、郁李仁、川黃柏、丹皮、枳殼、白杏仁、柏子仁、火麻仁。

案3 孫，左。陰虛濕熱下注，結為臟毒，膿從內出，餘腫餘堅不化，大便作痛，其邪留戀，極易淹纏成漏。擬清化法。

（處方）細生地、天花粉、丹皮、茯苓、槐花米、當歸、川黃柏、知母、赤芍、甘草節。

第三十三節　臁瘡（計7案例）

案1 王，右。濕熱化毒，左足內踝臁瘡。起經逾年，腐潰如岩，流血頻頻，曾有寒熱，頗為棘手。

（處方）益元散、細生地、赤芍藥、土貝母、川黃柏、香犀角、天花粉、側柏炭、鮮藕汁、懷牛膝。

二診，流血頻頻。

（處方）小生地、茯苓、石決明、側柏炭、忍冬藤、紫丹參、赤芍、丹皮炭、川黃柏、懷膝、知母、鮮藕汁、血餘炭。

案2 上人。濕熱化毒，右足外踝臁瘡，腐潰如岩，流水無膿，氣穢異常，綿延百日，理之棘手。

（處方）細生地、忍冬藤、黑梔、土貝、赤芍藥、丹皮、陳皮、

川柏、澤瀉。

二診

（處方）前方去忍冬、川柏，加甘中黃、懷膝、當歸身。

三診，足踝腐潰巨大。

（處方）細生地、赤芍、黑山梔、福澤瀉、人中黃、牡丹皮、陳皮、赤苓、土貝母、黑大豆。

案3 吳，左。**濕熱下注，左足內臁瘡，腐潰流膿，足丫滋水，慮其蔓延。擬清滲法。**

（處方）細生地、茯苓皮、淡芩、飛滑石、大竹葉、牡丹皮、黑山梔、連翹、澤瀉、生草梢。

案4 周，左。**濕熱化毒，內踝臁瘡，腐潰如岩，流膿水氣穢。毒鬱不化，擬清化法。**

（處方）細生地、赤芍、陳皮、薏米仁、忍冬藤、歸尾、丹皮、土貝、懷牛膝、生草。

案5 夏。**濕熱下注，右足踝濕毒臁瘡，潰流膿水癢痛，並作蔓延無定，最淹纏也。擬清滲法。**

案6 陸，左。**中滿之症，由來八載，體虛濕勝，濕鬱化毒，右足後臁瘡，腐潰如岩，流水滋蔓，遷延三月，難許速功者。**

（處方）桑白皮、茯苓皮、五加皮、製於朮、川黃柏、牡丹皮、大腹皮、細生地、陳皮、澤瀉。

案7 王，左。**左足內外臁濕毒廉瘡，腐潰流水蔓延半載，難許速功者。**

（處方）四苓散加細生地、川黃柏、米仁、綿茵陳、川萆薢、丹皮。

第三十四節　流火（計2案例）

案1　陸，左。暑濕熱痹絡，右足少腹流火，腫脹色赤而痛，曾有寒熱，慮其轉重。且以疏通滲濕治之。

（處方）廣防風、廣藿梗、赤芍、懷牛膝、六一散、漢防己、粉萆薢、枳殼、赤苓、佩蘭葉、通草。

案2　劉，左。脾虛濕勝，濕盛生痰，濕痰下注，右足少腹流火，腫脹作痛，按之板硬。由來四月，久則虛其成潰。擬通滲法。

（處方）五苓散去桂，合五皮飲去薑皮，加木瓜、米仁。

第三十五節　足發背（計2案例）

案1　徐，左。始因瘋犬咬傷，挾受濕熱，鬱蒸不化，右足腳發背，起經四月，潰而不斂，舌紅脈細。陰虛，餘毒留戀，殊屬棘手。

（處方）細生地、赤芍藥、陳皮、土貝、丹皮、黑山梔、赤苓、澤瀉。

二診

（處方）前方加白歸身一味。

三診

（處方）前方去山梔、土貝，加米仁、生草、冬尤、萆薢。

四診

（處方）小生地、赤芍、夜交藤、甘草、丹皮、白歸身、川貝、忍冬藤、茯苓。

五診

（處方）潞黨參、夜交藤、赤芍、雲苓、米仁、大生地、歸身、川貝、草梢、木瓜。

六診

（處方）前方去夜交藤、草梢、川貝，加茯神、萆薢、白芍。

七診

（處方）前方去萆薢、川貝、交藤，加首烏、象牙屑、杜仲、桑椹子。

案2 陳，左。濕熱痹絡，左足背腫脹色紫，曾有寒熱，漸成腳發背。擬疏通法。

（處方）老蘇梗、赤芍、晚蠶沙、枳殼、漢防己、防風、陳皮、萆薢。

第三十六節　臭田螺（計3案例）

案1 賈。濕熱化毒，右手中指臭田螺，腐潰如岩，流膿帶血，氣穢異常，腫痛未罷。毒火上鬱，理之棘手者。

（處方）小川連、赤芍、黑山栀、小木通、忍冬藤、細生地、丹皮、土貝母、人中黃、淡芩、甘菊。

案2 顧。濕熱化毒，右手無名指臭田螺，流水，氣穢異常，指甲脫而未盡，兼有鎖口梅瘡，咽中哽痛。毒結於裡，理之棘手。

（處方）羚羊角、鮮生地、赤芍、黑山栀、甘中黃、小川連、丹皮、連翹、天花粉、銀花、土貝。

案3 石。濕熱化毒，右手大指臭田螺，腐潰流水，指甲脫落。毒留未化，最淹纏也。

（處方）羚羊角、赤芍、桑白皮、甘中黃、赤苓、細生地、土貝、地骨皮、忍冬藤、丹皮。

第三十七節　牛程蹇（計2案例）

案1 楊，左。濕熱痹絡，右足底牛程蹇，腐潰流水，不得膿泄，毒留未化。治以托毒化濕。

（處方）生耆皮、小川芎、粉萆薢、土貝、宣木瓜、當歸、漢防己、陳皮、茯苓、生草、桑枝。

案2 王，左。濕熱痹絡，左足跟牛程蹇，腫硬作痛。欲蒸膿象，慮其轉重。

（處方）川獨活、赤芍、陳皮、淡木瓜、淮牛膝、歸尾、防風、赤苓、粉萆薢、晚蠶砂、漢防己。

第三十八節　白禿瘡（計1案例）

案1 吳，左。肝火挾濕交蒸，巔頂白禿瘡，起經數年，漸次滋大，已成痼疾，難許速功者。

（處方）生首烏、細生地、荊芥、防風、肥知母、苦參、川黃柏、大胡麻、赤芍、木通、豨薟草。

第三十九節　天疱瘡（計1案例）

案1 薛，幼。暑濕熱上乘，頭面火癤，天疱瘡起，泡流水蔓延，痛癢並作，最為淹纏也者。

（處方）霜桑葉、黑山梔、土貝、絲瓜絡、炒牛蒡、防風、赤苓、通草、淡芩、連翹、六一散。

第四十節　肥瘡（計6案例）

案1 徐，左。肝火濕熱，上乘巔頂，腦後黃水，瘡流水作，癢滋蔓成片，現有紅暈，脈數左弦，舌紅苔糙，乃淹纏候也。擬清苦化泄法。

（處方）鮮首烏、多桑葉、黑山梔、白蒺藜、赤苓、川黃連、牡
　　　　丹皮、連翹、甘菊花、通草。

　　　　二診，肥瘡竄生略定，大便之後下血色紫，是肝火迫入
　　　　庚金也。

（處方）鮮生地、多桑葉、黑梔、赤小豆、知母、川黃連、丹皮
　　　　、赤苓、赤芍藥、川柏、側柏葉。

案2　華，左。濕熱上乘，右□腦後肥瘡復發，流水作癢，滋
　　　　蔓不已，最淹纏也。

（處方）細生地、多桑葉、黑梔、白蒺藜、澤瀉、川黃連、丹皮
　　　　、赤芍、連翹仁、赤苓。

　　　　二診，肥瘡蔓延下體。

（處方）鮮生地、黑梔、甘草梢、大連仁、澤瀉、川黃連、赤芍
　　　　、細木通、淡黃芩、赤苓。

案3　朱，幼。濕熱交蒸，膿窠兼有肥瘡，流水作癢，慮其滋
　　　　蔓。治以清泄化滲。

（處方）細生地、炒黑丹參、黑山梔、知母、澤瀉、炒黑淡芩、
　　　　赤芍、白蒺藜、川黃柏、木通、赤苓。

　　　　二診

（處方）前方去黃柏、知母、澤瀉、赤苓、加桑白皮、地骨皮、
　　　　甘中黃、小川連。

案4　衛，幼。濕熱上乘，頭面肥瘡，流水作癢，易於滋蔓。
　　　　治以清泄淡滲。

（處方）羚羊角、桑白皮、白蒺藜、黑山梔、澤瀉、細生地、丹
　　　　皮、淡芩、赤苓、通草。

案5　黃，左。濕熱內蒸，頸項肥瘡，襲受新暑，復發紅腫作
　　　　痛，勢欲成膿。擬清化法。

（處方）羚羊角、丹皮、淡芩、牛蒡、霜桑葉、赤芍、黑栀、通草、六一散、絲瓜葉。

案6 梨，幼。肥瘡三月，濕熱蘊蒸不化，襲受風邪，腦後風毒腫脹，左項已潰，膿泄不爽，寒熱往來，曾經鼻衄。邪未外達，恐其攻竄。擬清瀉法。

（處方）羚羊角、丹皮、牛蒡子、連翹、土貝母、霜桑葉、赤芍、白蒺藜、製蠶、橘紅。

第四十一節　黃水瘡（計1案例）

案1 陸，幼。風邪濕熱，上乘頭面，黃水瘡作癢，癢為□癰腫痛，曾有寒熱，欲蒸膿象。擬清散法。

（處方）羚羊角、炒牛蒡、荊芥、淡芩、通草、赤苓、霜桑葉、黑山栀、赤芍、枳殼、連翹、淡竹葉。

第四十二節　疥瘡（計2案例）

案1 周，左。脾生濕，濕生熱，濕熱交蒸，遍體疥瘡，下肢為盛，起逾半年，日漸滋蔓，舌黃脈濡，乃液纏候也。擬清滲法。

（處方）細生地、連翹、綿茵陳、江枳殼、六一散、淡芩、黑栀、赤苓皮、澤瀉、淡竹葉、淨蟬衣。

案2 潘，左。濕熱蘊蒸，遍體疥瘡，下體為盛，舌糙白，脈弦數。擬清苦滲泄法。

（處方）鮮生地、淡芩、黑栀、木通、車前子、小川連、丹皮、赤芍、澤瀉、大竹葉、生草。

第四十三節 膿窠瘡（計3案例）

案1 黃，左。疥瘡兼有膿窠，綿延四月，濕熱鬱蒸不化，遍體浮腫，腹膨作脹，小溲不利，大便溏泄，漸延瘡膨之象，頗為棘手。

（處方）大橘皮湯。

案2 李，右。舊秋水濕漫淫，曾發瘡痍，延綿已久，中濕虛困，遍體浮腫，腹膨氣逆，咳嗆頻頻，舌白脈濡，小溲短赤。漸延瘡膨之象，理之棘手。

（處方）五苓散加木香、陳皮、檳榔、薑皮，合六一散。

案3 林，左。太陰陽明，濕熱蘊蒸，手臂起疥，下體膿窠，舌白脈濡，續布之勢未定。乃仿甘露飲大意治之。

（處方）細生地、白朮皮、五加皮、川黃柏、江枳殼、赤芍、製軍、茯苓皮、淡芩、綿茵陳、粉萆薢、生草梢。

第四十四節 濕毒瘡（計5案例）

案1 王，左。左足內外濕毒瘡，腐潰流水，蔓延半載，難許速功者。

（處方）四苓散加生地、川柏、米仁、萆薢、丹皮、茵陳。

案2 吳，左。濕熱下注，右足踝濕毒瘡，腐潰流水癢痛，並作蔓延無定，最淹纏也。擬清滲法。

（處方）細生地、生茅朮、黑山梔、塊滑石、澤瀉、帶皮茯苓、川黃柏、茵陳、竹葉、生草梢。

案3 汪，左。濕熱鬱蒸，通體濕毒瘡，作癢蔓延，寒熱往來，勢張未定也。擬清滲法。

（處方）桑葉、赤芍、白蒺藜、連翹、茯苓、炒牛蒡、防風、淡

芩、丹皮、通草。

案4 程，左。脾生濕，濕生熱，二氣交蒸，四肢濕毒，左少股為盛，流水瘁痛，旁圍紅腫，擬清滲法。

（處方）細生地、綿茵陳、淡芩、江枳殼、生草節、帶皮苓、黑山梔、連翹、塊滑石、大竹葉、澤瀉。

二診

（處方）前方去茵陳、竹葉、滑石、連翹，加丹皮、白蒺藜、赤芍、小木通。

三診

（處方）細生地、黑梔、帶皮苓、天花粉、荊芥、淡芩、茵陳、江枳殼、甘中黃、澤瀉、枇杷葉露。

案5 王，左。脾生濕，濕生熱，二氣下注，兩足底濕毒瘡，浮腐流水。起經四載，屢瘥屢發，病道深遠，難許速功者。擬清脾甘露飲法。

（處方）細生地、綿茵陳、淡芩、塊滑石、生草、茯苓皮、黑山梔、連翹、淡竹葉、澤瀉。

第四十五節　火癬瘡（計3案例）

案1 張，幼。九月嬰兒，暑風濕熱，鬱蒸化毒，頭面火癬，腐潰流水，脾敗無膿，大便瀉泄，身熱不解，目光上竄，口如魚口，舌苔乾糙。其邪深入厥少，勢為厥閉之危，風波莫測也。

（處方）廣藿梗、羚羊角、連翹仁、茯神、鉤鉤、冬霜桑、牡丹皮、炒淡芩、土貝、荷葉、甘中黃。

案2 袁，左，幼。暑風濕熱，鬱蒸化毒，頭面火癬，業發不已，潰者潰，腫者腫，其邪留戀。擬清化法。

（處方）羚羊角、赤芍、土貝母、天花粉、細生地、連翹、苦桔梗、通草、益元散。

案3 陳，右，幼。暑濕熱化毒，滿頭火癤，攻竄已有數十枚，潰者潰，腫者腫，質小任重，慮其不克勝任之險。

（處方）瀉白散去米仁，加桔梗、丹皮、陳皮、赤芍、土貝、冬藤。

第四十六節　暑毒火癤（計3案例）

案1 方，幼。暑濕熱襲肺胃，遍體暑濕起泡，流水腐潰，成片身熱，音低，啼泣無淚，目定神呆，咳嗽不爽。質小任重，漸有風動驚厥之慮。

（處方）羚羊角、霜桑葉、白杏仁、鉤鉤、老枇杷葉、炒牛蒡、苦桔梗、甘中黃、通草、白茅根。

案2 薛，左，幼。暑濕作瘄，瘄後遍體發為暑毒，色紫成片，起泡流水，目竄無淚，鼻煽氣促，大便不行，身熱煩躁，舌紅口渴，脈息沉細，神情委頓。有驚厥邪毒內陷之險。

（處方）暹犀角、小川連、鮮生地、飛青黛、連翹、通草、羚羊角、丹皮、黑梔、赤芍、土貝、六一散、黑赤綠三豆煎湯代水

案3 俞，右，幼。暑濕熱化毒，火癤業生，遍體皆有，正在秋暑，尚恐滋竄。擬清暑化毒法。

（處方）羚羊角、淡芩、六一散、香青蒿、鮮荷葉、連翹、炒牛蒡、通草、細生地、苦桔梗、小川連。

第四十七節　火丹（計3案例）

案1 王，左，幼。暑濕熱化毒，頭額火丹，勢欲結癤，曾有寒熱。治擬清泄肺胃。

（處方）羚羊角、牛蒡子、淡芩、赤芍、通草、霜桑葉、黑山梔、丹皮、連翹、六一散。

案2 施，右，幼。暑濕熱襲鬱三焦，右腿丹毒，脈絡作癢，膚瘰色紫。擬疏泄法。

（處方）冬桑葉、連翹、炒牛蒡、黑山梔、防風、赤芍、淡芩、木通、益元散。

案3 朱，幼。暑風濕熱，鬱於肺胃，頭面丹毒，腫勢散蔓，右手中指蛀節疔，紫腫而痛。欲蒸膿象，毋忽視之。

（處方）羚羊角、小川連、赤芍、桔梗、土貝、鮮荷梗、霜桑葉、黑山梔、連翹、枳殼、鮮菊葉、益元散。

第四十八節 纏腰火丹 （計3案例）

案1 陳，幼。暑濕熱襲鬱三焦，左纏腰火丹毒起泡，作痛蔓延無定，蒸熱胸悶，大便阻閉，小溲難短少，舌濁，脈左濡右弦，邪鬱未達。擬疏泄法。

（處方）霜桑葉、小川連、黑山梔、枳殼、瓜蔞仁、炒牛蒡、丹皮、連翹、通草、益元散。

案2 盛，幼。風溫癘邪，左腰丹毒起泡作痛，蔓延不定。擬疏泄法。

（處方）桑葉、小川連、連翹、防風、木通、益元散、牛蒡、淡芩、黑梔、赤芍、赤苓、鮮荷梗。

案3 張，左。暑風濕熱，首先犯肺，肺主皮毛，遍體火丹，起瘰作癢。治以清泄。

（處方）霜桑葉、淡芩、白杏仁、赤苓、通草、牛蒡子、連翹、

桔梗、澤瀉、六一散。

第四十九節　淋濁（計2案例）

案1　陳，左。陰虛體質，濕火下注，小溲淋濁，溲時凝痛，脈息細數小，舌黃中剝。病將三月，真陰暗耗。本原之病，藥力必佐靜養功夫，取靜則生陰之義。擬益陰清化法。

（處方）龜腹板、川黃柏、知母、甘草、大生地、萆薢、雲苓、車前、青鹽。

二診，淋濁已久。

（處方）前方去雲苓、萆薢、車前、青鹽，加蓮子心、澤瀉、草梢、石韋。

案2　錢，左。陰虛濕熱下注，始因白濁，繼而血淋，窒混而痛，舌紅苔黃，脈來小數。擬清化苦瀉法。

（處方）鮮生地、紅琥珀、血餘炭、川柏、澤瀉、牡丹皮、黑山梔、茜草、知母、雲苓。

第五十節　魚口便毒（計1案例）

案1　張，左。濕火下注，小溲淋漓，曾經見血，兩跨魚口便毒，潰者潰，腫者腫，毒留不化，尚慮破頭，理之非易。

（處方）細生地、粉萆薢、丹皮、木通、澤瀉、紅琥珀、黑梔、草梢、赤苓、淡竹葉。

二診，尿血作痛淋濁，魚口之旁又起爛皮風。

（處方）細生地、牡丹皮、細木通、甘草梢、粉萆薢、琥珀末、黑梔、澤瀉、淡竹葉、車前子、赤苓。

　　　三診，淋濁未止。

（處方）前方去琥珀、車前、赤苓，加滑石、萹蓄、雲苓。

　　　四診，淋濁未止，跨間結硬未化。

（處方）生耆皮、當歸尾、丹皮、土貝、澤瀉、生冬朮、赤芍、
　　　　陳皮、赤苓、草梢。

第五十一節　橫痃（計1案例）

案1 鄭，左。始因淋濁，濕熱蒸痰痹阻，左跨橫痃結核堅
　　　腫，形勢頗大，恐難消退者。

（處方）旋覆花、當歸尾、新降屑、枳殼、製蠶、單桃仁、赤芍
　　　　藥、連翹仁、青皮、土貝。

第五十二節　陰蝕瘡（計1案例）

案1 黃，右。肝經鬱火，兼挾濕熱，下注而發陰蝕瘡，頻作
　　　癢痛，乍寒乍熱，上為咳嗆，納減形浮，脈細數，夜無
　　　安寐。產育頻多之體，更兼素質操勞，氣營並弱，慮延
　　　虛怯。宗加味逍遙法。

（處方）北柴胡、天生朮、白芍、黑梔、鮮荷葉、薑皮、小生地
　　　　、當歸、丹皮、陳皮、炙草、小紅棗。

第五十三節　陰挺（計2案例）

案1 周，右。陰虛鬱火內熾，陰挺下脫，綿延半載，漸次翻
　　　花，帶下頻頻，脈來濡細。病在本原，藥力難以奏效。

（處方）柴胡〔酒炒〕、製於朮、歸身、丹皮、四製香附、雲茯
　　　　苓、白芍、黑梔、炙甘草。

案2 程，右。濕熱下注，陰戶腫脹，浮碎作痛，兼挾風疹，防變下疳。擬清化法。

（處方）柴胡〔水炒〕、淡芩、生草梢、小川連、黑山梔、澤瀉、小木通、車前、歸尾。

第五十四節　胎癩（計2案例）

案1 鄭，幼。胎火與濕上乘頭面，殆癩作癢，流水蔓延，最淹纏也。

（處方）細生地、赤芍、黑山梔、桑白皮、茯苓皮、小川連、丹皮、白蒺藜、地骨皮、川通草、甘中黃。

案2 楊，幼。四月嬰孩，胎火挾濕，交蒸頭面，胎癩，右目眼癬，目胞腫浮腐流水，煩躁不安。質小任重，勿輕視之。擬從脾胃清泄法。

（處方）小川連、霜桑葉、白蒺藜、黑山梔、赤苓、丹皮、淡芩、赤芍、連翹、甘中黃。

第五十五節　痘癩（計1案例）

案1 王，幼。種花之後，毒火未清，頭面痘癩作癢，流水滋蔓不已，最淹纏也。

（處方）羚羊角、赤芍、黑梔、地骨皮、小木通、細生地、丹皮、淡芩、桑白皮、甘中黃。

第五十六節　□猻疳（計2案例）

案1 張，幼。半載嬰兒，胎火胎毒深蘊，下體□猻疳，漸延七竅，色赤脫皮，最淹纏也。

（處方）細生地、丹皮、飛青黛、甘中黃、澤瀉、小川連、赤芍
　　　、黑山梔、赤苓、竹卷心、小木通。

案2　王，幼。胎毒□猻疳，漸延七竅，下體為盛，最慮瘖瘂
　　　腹膨，勿致毒火內攻為吉。

（處方）犀角地黃湯，加山梔、甘中黃、小木通、連翹、飛青黛
　　　、赤茯苓、燈心。

第五十七節 包頭疳（計2案例）

案1　洪，左。結毒下疳，腫痛流膿，遷延二旬，毒火深蘊。
　　　治以清泄下奪。

（處方）細生地、生草、黑山梔、車前子、甘中黃、小川連、丹
　　　皮、連翹、淡竹葉、細木通、澤瀉。

案2　文，左。結毒下疳，深蘊色頭下疳，腫脹而痛，慮其滋
　　　火，治以清化下奪。

（處方）黃連瀉心湯，加淡竹葉。

第五十八節 燭銷疳（計1案例）

案1　尤，左。觸受坑穢，燭銷潰爛，龜頭肉臥，橫竄於玉莖
　　　之上。綿延半載，毒鬱不化，淹纏候也。

（處方）細生地、石決明、黑山梔、肥知母、丹皮、土茯苓、小
　　　川連、元武板、連翹、川柏、甘中黃、黑大豆。

　　　編者按：上述處方，原文僅註明一味藥材之劑量：黑大
　　　豆一兩。

第五十九節 下疳（計1案例）

案1 張，左。始起下疳，繼起廣痘，毒火蒸痰痹絡，頸頤廣癧累累，復兼鎖口按瘡，勢非輕視者。

（處方）犀角地黃湯入連翹、人中黃、土貝、羚羊角、黑梔、全瓜蔞、忍冬、土茯苓

二診

（處方）香犀角、鮮生地、牡丹皮、連翹仁、黑梔、羚羊角、石決明、赤芍、全瓜蔞、土貝、甘中黃、夏枯草、忍冬藤、土茯苓。

三診

（處方）前方去犀角、夏枯草、甘中黃。

四診

（處方）前方去犀角、羚羊、夏枯草、土貝，加炒槐米、澤瀉、木通。

五診

（處方）細生地、肥知母、牡丹皮、甘中黃、福澤瀉、川黃柏、黑梔、石決明、細木通、赤茯苓。

丸方：細生地五兩、牡丹皮一兩五錢、石決明八兩、甘中黃七錢、川黃柏一兩、福澤瀉一兩二錢、龜腹板五兩、肥知母一兩五錢、雲茯苓三兩與琥珀七錢〔同研粉〕、黑山梔一兩五錢、槐花米二兩、赤芍藥一兩五錢、土貝母二兩、黑大豆五兩、塊滑石三兩。用忍冬藤五兩、米仁五兩，煎湯代水，泛丸如樹目大。每朝四、五錢，開水送下。

第六十節　袖口疳（計1案例）

案1 程，左。濕火下注，袖口下疳，腐潰流水，曾經出血，

勢非輕視者。

（處方）細生地、粉萆薢、黑山梔、細木通、赤茯苓、紅琥珀、
　　　牡丹皮、甘中黃、福澤瀉、淡竹葉。

　　　二診

（處方）前方去琥珀、中黃，加滑石。

　　　三診

（處方）細生地、牡丹皮、赤芍藥、甘中黃、黑大豆、粉萆薢、
　　　黑山梔、赤茯苓、木通、淡竹葉、澤瀉。

　　　四診

（處方）前方去赤芍、赤苓、黑豆，加車前子。

　　　五診，作痛不已。

（處方）琥珀、細生地、甘中黃、丹皮、黑山梔、川貝、知母、
　　　細木通、澤瀉、蓮心子、雲茯神〔辰砂拌赤〕。

　　　六診

（處方）前方去知母、山梔、蓮心子、雲苓，加石決、黑豆、川
　　　柏、赤苓。

　　　七診，出血四五次，鼻頭腐爛。

（處方）細生地、雲茯苓、肥知母、黑大豆、丹皮、紅琥珀、龜
　　　腹板、川黃柏、甘中黃、蓮子心、赤芍。

　　　八診，出血已止，流血腫勢消退。

（處方）前方去蓮子心、赤芍，加萆薢，淡竹葉。

　　　九診，作痛不寐，腐仍然。

（處方）細生地、石決明、知母、人中黃、牡丹皮、龜腹板、川
　　　柏、茯苓、黑大豆、辰砂、澤瀉。

　　　十診，玉莖腫勢稍退，膿出未盡，尿管作癢已久，濕熱
　　　鬱久成毒也。

（處方）細生地、龜腹板、澤瀉、人中黃、土貝、雲苓、丹皮、

川柏、黑大豆、赤芍。

十一診，旁有竄頭膿出，有寐，胃呆神疲。

（處方）三原生地、川石斛、赤芍、中黃、雲苓、龜腹板、丹皮
、土貝、黑豆、川柏、知母。

十二診，少寐神倦，脾氣虛也。

（處方）前方去川石斛、赤芍、土貝、川柏、知母，加萆、石
決、澤瀉。

第六十一節　雞肚疳（計2案例）

案1 袁，左。嗜飲之客，濕熱蘊蒸化毒，發為雞疳，腐潰流
膿，結腫不化，尚在延蔓，脈數，舌白罩黃。下焦之
病，濕熱主之。擬清滲化毒法。

（處方）細生地、粉萆薢、黑梔、細木通、川連、赤芍、土貝、
澤瀉、淡竹葉。

二診

（處方）前方去川連、竹葉，加大連翹、人中黃。赤綠黑三豆，
煎湯代水。

案2 黃，左。濕火挾毒，雞肚下疳，腐潰流水，腫脹而痛，
恐其滋蔓。擬清化下奪法。

（處方）細生地、淡芩、連翹、黑山梔、車前子、生草梢、小川
連、生軍、赤芍、澤瀉、小木通。

第六十二節　鎖口梅瘡（計1案例）

案1 尤，左。鎖口梅瘡，鼻孔皆有，下患盤肛，正在腐蔓，
滋水之際。毒火濕熱遏伏於裡，治以清泄化毒，勿致再
延為幸。

（處方）犀角汁、赤芍、鮮生地、川連、丹皮、人中黃、花粉、生軍、赤苓、知母、地骨皮。

第六十三節 棉花瘡（計5案例）

案1 周，左。營衛濕熱，頭巔棉花瘡，肢體皆有，作癢皮燥，蔓延成片，起經七載，難許速效。

（處方）細生地、荊芥、赤芍、白蒺藜、肥知母、苦參、炒牛蒡、防風、木通、天花粉、大胡麻、木通。

二診

（處方）前方去牛蒡、木通、大胡麻、苦參，加桑葉、首黑。

案2 陸，左。風濕熱三氣交蒸，遍體棉花瘡，色赤作癢，破流滋水，最淹纏也。

（處方）細生地、荊芥、天花粉、苦參、大胡麻、牛蒡子、防風、知母、赤芍、小木通。

二診

（處方）鮮首烏、荊芥炭、知母、苦參、細生地、粉桑葉、天花粉、丹皮、木通、生草。

三診

（處方）前方去桑葉、花粉，加蒺藜、赤芍、川柏。

四診

（處方）細生地、防風、知母、枳殼、大胡麻、荊芥、丹皮、花粉、苦參、杜豨薟、赤苓皮、小木通。

案3 趙，左。結毒咽腐，紅腫而痛，巔頂楊梅瘡，肢體皆有，時在春升，慮其滋蔓。擬清化下奪。

（處方）羚羊角、川連、赤芍、連翹、甘中黃、仙遺糧、鮮生地、生軍、丹皮、黑梔、土貝母、忍冬藤。

案4　錢，左。結毒下疳復發，頂項梅瘡，四肢廣痘，曾經咽痛，毒火深蘊，理之棘手。

（處方）暹犀角、赤芍、鮮生地、連翹、甘中黃、澤瀉、小木通、黑梔、小川連、生軍、土茯苓、忍冬藤。

案5　沈，左。咽喉糜腐，復發廣痘，偏體皆有，結毒濕熱與毒火鬱蒸於裡。治以清化下奪。

（處方）細生地、生軍、連翹、赤芍、忍冬藤、土茯苓、小川連、淡芩、黑梔、澤瀉、小木通、甘中黃。

第六十四節　廣痘（計1案例）

案1　楊，幼。襁褓嬰孩，遺毒廣痘，下體皆有，色赤滋蔓，皮破滋水，勢有作腐之象。擬清營化毒法。

（處方）暹犀角〔開水磨沖〕、小川連、飛青黛、甘中黃、鮮生地、丹皮、黑山梔、小木通、赤苓。

第六十五節　盤肛梅瘡（計2案例）

案1　張，左。盤肛楊梅，浮潰流水，頸項痰癧，結核累累，毒火深蘊，理之非易者。

（處方）鮮生地、赤芍、連翹仁、瓜蔞皮、細木通、澤瀉、生軍、黑梔、淡黃芩、甘中黃、忍冬藤、土茯苓。

二診

（處方）前方去黑梔、黃芩、瓜蔞、澤瀉，加羚羊、杏仁、槐花。

三診

（處方）細生地、石決、桑白皮、槐花米、細木通、赤芍藥、生

軍、丹皮、黑梔、甘中黃、忍多藤、土茯苓。

四診

（處方）前方去桑白、槐花、赤芍，加夏枯草、土貝、瓜蔞。

案2 許，左。兩腿結毒流痰，腐潰如岩，孔眼數十枚，膿水淋漓，筋絡受傷，不得屈伸。症延八載，氣陰並耗，毒留不化，近感風熱，右牙齦腫痛，牙關緊閉，恐其節外生枝，殊難理治也。先擬清泄法。

（處方）牛蒡、防風、桔梗、製蠶、丹皮、荷邊、桑葉、連翹、生草、赤芍、枳殼。

二診

（處方）前方去牛蒡、防風、製蠶、枳殼、桑葉、連翹、赤芍、荷邊，加生地黃、當歸鬚、白蒺藜、忍多藤、石決明、天花粉、甘中黃、土貝、雲苓。

第六十六節 結毒（計2案例）

案1 顧，左。肺火結毒，鼻中腐潰，常流濁涕，鼻梁崩塌，脈沉細數。宿毒積久而發，非是輕淺，慮其外潰天窗之累。擬清化法。

（處方）羚羊角、桑白皮、白杏仁、土貝、桔梗、細生地、黑山梔、白蒺藜、赤芍、甘中黃、枇杷葉。

案2 陳，左。病起於鬱，鬱則生火，火盛生痰，痰火交結，遂成鬱火結毒。咽關潰如岩，頻頻流血，痰涎頗多，穀食難咽，語言不利，牙關緊而外腮結核，舌紅苔黃，脈左濡細，右部滑數。病經年半，陰液暗傷，痰火日盛，深恐涉怯。擬清滋降泄，必佐化痰之法。

（處方）細生地、石決明、川貝、丹皮、中黃、嫩鉤藤、鮮藿斛

、元參、黑梔、青黛、茯苓、黑大豆。

第六十七節　鬱火結毒（計6案例）

案1　邵，左。舌為心苗，舌本屬脾，心脾抑鬱，鬱則生火，火盛生痰，痰火互結，火鬱成毒，舌下齗腫，腐潰如岩，外喉結核，舌強語言欠利，穀食難咽，舌紅苔黃，脈息細數。乃鬱火結毒是也，慮其流血增喘，恐難結局耳。

（處方）大生地、金石斛、川貝、赤芍、茯神、大麥冬、肥知母、丹皮、陳皮、木通、甘中黃。

案2　錢，左。久嗽不已，肺火結毒，咽腐腫痛，痛連上腭，蒂舌已損。綿延三載，病道深遠，藥力難於速，淹纏可慮也。

（處方）羚羊角、霜桑葉、丹皮、肥知母、黑山梔、細生地、地骨皮、川貝、天花粉、甘中黃、枇杷葉。

案3　吳，左。鬱火結毒數年，喉腐如岩，鼻梁崩塌，毒火留戀絡中，右顴腫痛，牙齗腫脹，勢欲竄頭，不易消退。擬清泄化毒法。

（處方）羚羊角、丹皮、赤芍、花粉、甘中黃、冬桑葉、石決、蒺藜、土貝、鉤鉤。

案4　徐，左。證象火鬱結毒，咽喉糜腐，齒牙脫落，鼻音已變。綿延三載，陰液大傷，舌光無苔，脈息細小，久而不已，深恐涉怯。

（處方）細生地、大麥冬、元武板、甘中黃、冬桑葉、北沙參、骨皮、石決明、黑大豆、土貝母、丹皮。

案5　馮，左。鬱火濕熱交蒸，玉莖翻花瘡。起經半載，肉突

如菌，腐潰流水，當此春升，最防出血，難許全功。

（處方）細生地、知母、石決明、丹皮、甘中黃、川黃柏、龜板、黑山梔、澤瀉、水飛辰砂。

編者按：上述處方，原文僅註明一味藥材之劑量：水飛辰砂三分。

案6　錢，左。結毒腐潰，發於毛際，癢痛流水，綿延四月，病勢厥陰。治以清泄宣化。

（處方）龍膽泄肝湯去當歸，加川連、赤芍。

第六十八節　紫雲大麻風（計2案例）

案1　龔，左。風寒濕邪，深伏三陰，營衛失司流暢。下體紫雲大麻風，麻木不仁，足底起塊。由來半載，久則恐其腐潰，非細事也。

（處方）鮮首烏、川獨活、當歸、白蒺藜、苦參、煨天麻、川羌活、小川芎、荊芥、大胡麻、防風、大楓肉。

案2　袁，左。面部紫雲大麻風，延及四肢，紫腫木痛，久則慮其眉髮脫落，難許全功者。

（處方）荊芥、防風、生首烏、川獨活、明天麻、白蒺藜、火麻仁、小川芎、川羌活、香白芷、大楓肉、苦參。

第六十九節　大麻風（計1案例）

案1　諸，左。風溫濕邪，襲入太陰陽明之絡，循經著骨，手足麻木不仁，漸及額面，且腫，皮落色紅。乃大麻風重症，久延有殘廢之虞。

（處方）川羌活五分、川烏五分、明天麻一錢、歸身三錢、三角

胡麻三分、川獨活七分、草烏五分、小川芎七分、蒺藜
三分、海風藤三錢、大楓霜三分、杜豨薟三分、夜交藤
四分。

第七十節　歷節風（計1案例）

案1 徐，左。膝部酸痛，疼及四肢，退而復發。此風寒濕三
氣襲入陽明之絡，鬱蒸化熱，大筋軟短，小筋軟長，乃
歷節痛風症也。胸悶納少，無寐，舌糙白，脈濡數，治
難效者。

（處方）川桑枝、川桂枝、川獨活、歸身、白蒺藜、炙橘紅、赤
苓、生石膏、漢防己、秦艽、松節油、宣木瓜、生草。

編者按：上述處方，原文僅註明三味藥材之劑量：川桂
枝七分、生石膏七錢、松節油三錢。

第七十一節　鶴膝風（計2案例）

案1 駱，左。風寒濕三氣襲絡，左鶴膝風漫腫酸痛，蹇於舉
動，恐有成損之慮，擬疏通絡痹法。

（處方）川桂枝、細辛、赤芍、小川芎、紋秦艽、川杜仲、川獨
活、當歸、防風、茯苓、川斷肉、懷牛膝。

案2 程，左。風寒濕三氣襲絡，左鶴膝風，漫腫酸楚，屈伸
不利，蹇於舉動。已經二月，漸有成損之慮，頗為棘
手。擬疏通絡痹法。

（處方）川桂枝、漢防己、晚蠶沙、淡蓯蓉、川斷肉、歸尾、白
蒺藜、萆薢、懷牛膝、鮮桑枝、淡木瓜。

第七十二節　鵝掌風（計3案例）

案1 陸，右。營熱風淫，挾濕交蒸，右手鵝掌風，起瘰流水，作癢脫皮，最淹纏也。

（處方）小生地、赤芍、荊芥、知母、炒牛蒡、防風、花粉、苦參、大胡麻、木通。

案2 陳，左。營熱風淫，挾濕交蒸，右手鵝掌風，脫皮作癢，時止時發，最難速效。擬清營熄風法。

（處方）細生地、知母、牛蒡子、防風、天花粉、苦參、荊芥、胡麻、赤芍、木通、蟬衣、生草。

案3 馬，右。鵝掌風，皮落滋水，癢蔓掌心。乃少陰行經之地濕火為患，由氣入營，風淫所致。治以養化。

（處方）生地、赤芍、黃菊、杜豨薟、木通、歸身、知母、巨勝子、側柏炭、生草、青龍衣。

第七十三節 白屑風 （計1案例）

案1 李，右。肝陰不足，營熱生風，上炎不熄，巔頂白屑風，作癢皮脫，易於滋蔓，難許速功者。擬清營泄風法。

（處方）小生地、石決明、丹皮、甘菊、知母、鮮首烏、冬桑葉、蒺藜、川柏、鉤鉤。

第七十四節 白癜風 （計1案例）

案1 倪，左。面部白癜風，症越四載，此肺胃濕熱，風淫所致，難候也。

（處方）細生地、冬桑葉、黃甘菊、黑芝麻、側柏葉、歸身、丹皮、白蒺藜、雲苓、生甘草。

第七十五節 紫癜風（計1案例）

案1 朱，右。脾生濕，濕生熱，熱生風，風淫於外，兩腿紫癜風。起經四月，屢發屢瘥，病道深遠，難許速功者。

（處方）細生地、赤芍、防風、肥知母、大胡麻、炒牛蒡、荊芥、淡芩、天花粉、木通、生草。

第七十六節 癩皮風（計4案例）

案1 王，左。風濕熱三氣交蒸，四肢癩皮風，膚皮燥作癢，延及頭部。已經八月，病道深遠，難許速功者。

（處方）小生地、荊芥、知母、大胡麻、苦參、赤芍、防風、花粉、蟬衣、木通。

案2 羅，左。風濕熱三氣交蒸，遍體癩皮風，色赤作癢滋蔓，成片落頻頻，來勢甚重，難於速效。擬清營泄風法。

（處方）羚羊角、小生地、桑葉、知母、天花粉、鮮首烏、荊芥、丹皮、苦參、木通。

案3 張，右。始因頭風作痛，風邪濕熱混擾，鬱蒸肺胃。面部癩皮風，流水作癢，滋蔓成片。曾經風毒，腫潰痛膿，屢屢厥逆。舌苔薄白，脈息細數。陰虛體質，邪火之勢尚在炎炎，慮其滋大，不易速功者。擬清營熄風，參入淡滲之品。

（處方）羚羊角、霜桑葉、荊芥、黑山梔、連翹、細生地、丹皮、赤芍、白蒺藜、赤苓。

案4 錢，左。肺主皮毛。脾主肌肉，肺有熱，脾有濕，濕熱

生風，風淫於外，四肢癩皮風，延及頭面，秋半則發，
甚則流水，膚燥作痛。由來三年，已成痼疾，難許速功
者。

（處方）細生地、赤芍、防風、肥知母、大胡麻、炒牛蒡、荊芥
、苦參、天花粉、細木通。

第七十七節　爛皮游風（計5案例）

案1 王，左。風濕熱三氣交蒸，面部爛皮風，延及四肢，流
水作癢，滋蔓不已，最淹纏也。

（處方）羚羊角、丹皮、細生地、知母、赤苓皮、霜桑葉、赤芍
、白蒺藜、滑石、炒牛蒡。

案2 陳，右。風濕襲鬱少陽陽明，右耳及頸爛皮游風，流水
作癢，色赤起瘰，寒熱往來，滋蔓之勢未定也。擬清泄
法。

（處方）牛蒡子、丹皮、荊芥、連翹、生甘草、霜桑葉、赤芍、
防風、馬勃、苦桔梗。

案3 倪，左。暑風厲邪襲入肺胃，爛皮游風起於鼻間，目皆
腫，邪勢方張，防重。擬疏解法。

（處方）冬桑葉、赤芍、防風、連翹、江枳殼、炒牛蒡、荊芥、
桔梗、馬勃、白杏仁、通草。

案4 包，右。肥瘡經久，復感風邪，面部游風，紅暈作癢，
身熱頻發，游走之勢未定。擬疏散法。

（處方）桑葉、荊芥、赤芍、製蠶、白杏仁、牛蒡、防風、連翹
、苦桔梗、馬勃。

案5 陳。風濕熱三氣交蒸，面部爛皮風流水作癢，易於滋
蔓，最淹纏也。

（處方）羚羊角、赤芍、細生地、淡芩、塊滑石、桑白皮、知母
　　　、丹皮、黑梔、赤苓皮、澤瀉。

第七十八節　四肢爛皮風（計6案例）

案1　郭，左。風濕熱三氣交蒸，四肢爛皮風，兩足為盛，流
水作癢，易於滋蔓，最淹纏也。

（處方）細生地、白朮皮、黑山梔、綿茵陳、大竹葉、白茯苓
　　　皮、淡芩、連翹、澤瀉、生甘草。

案2　邵，左。風濕熱三氣交蒸，遍體爛皮風，流水作癢，色
黑成片，寐則盜汗。體虛，風濕留戀，理之非易。

（處方）小生地、白蒺藜、當歸、荊芥炭、丹皮、知母、苡仁、
　　　大柏麻、柏子仁。

案3　朱，左。暑風濕熱鬱於肺胃，遍體爛皮風起泡作癢，蔓
延流水，勢張未定也。擬疏泄淡滲法。

（處方）羚羊角、霜桑葉、丹皮、連翹、通草、炒牛蒡、赤芍、
　　　淡芩、白杏仁、六一散、鮮菊葉。

案4　任，左。脾生濕，濕生熱，熱生風，風淫於外三氣交
蒸，兩腿爛皮風，流水作癢，皮色泛紫，遍體起瘰，舌
白脈濡數。病經半載，難許速功者。

（處方）細生地、桑白皮、陳皮、大腹皮、淡芩、木通、赤芍、
　　　地骨皮、茯苓皮、黑梔、白蒺藜、澤瀉。
　　　二診

（處方）前方去桑皮、地骨皮、黑梔、蒺藜、木通、淡芩，加白
　　　朮皮、川黃柏。
　　　三診

（處方）小生地、丹皮、大腹皮、陳皮、木豬苓、桑白皮、白朮

皮、五加皮、茯苓皮、澤瀉。

案5 葉，密。脾主四肢，脾虛濕勝，濕生熱，熱生風，風濕熱三氣交蒸，四肢爛皮風兩手為盛，流水癢痛，滋蔓不已，舌紅苔白，脈息小數，乃淹纏候也。

（處方）細生地、丹皮、黑梔、大連翹、澤瀉、淡芩、枳殼、滑石、生甘草、淡竹葉。

二診

（處方）細生地、白蒺藜、澤瀉、草梢、赤芍、牡丹皮、淡芩、赤苓、木通、黑梔。

三診，風勢仍然。

（處方）前方加地骨皮。

案6 張，左。風濕熱三氣交蒸，左腿爛皮風，色紫作癢，皮破流水，難許除根者。

（處方）小生地、荊芥、大胡麻、蟬衣、赤芍、防風、杜豨薟、苦參、天花粉。

第七十九節 頭面游風（計3案例）

案1 陳，左。風邪襲鬱少陽陽明，頭面游風，腫脹游走□後，眼眶皮色泛青，身熱復作，腹膨作痛，舌苔紅糙，脈來弦數。病經五日，邪未外達，尚慮增斷。擬仿普濟飲意。

（處方）柴胡、赤芍、薄荷、陳皮、枳殼、馬勃、牛蒡、荊芥、連翹、淡芩、桔梗、人中黃、馬藍根。

二診，熱退咳嗽，□痛舌黃。

（處方）前方去柴胡、薄荷、枳殼、荊芥、淡芩、馬藍根，加羚羊角、桑葉、枇杷葉。

案2　項，左。風邪襲鬱少陽之絡，左偏頭風作痛，痛連牙齦，時發時止。已經三月，舌糙白，脈濡細。擬清散法。

（處方）冬桑葉、羚羊角、煨天麻、石決、枳殼、橘紅、牡丹皮、白蒺藜、甘菊花、鉤鉤、茯苓、二青竹茹。

案3　謝，左。內風挾痰，眩暈肢麻，艱於舉動，恐成類中，理之非易。

（處方）製首烏、白蒺藜、廣橘紅、石決明、雲茯苓、煨天麻、陳膽星、製半夏、嫩鉤鉤、甘草。

第八十節　雷頭風（計1案例）

案1　俞，左。頭為諸陽之首，風厲之邪襲鬱三陽，大雷頭風腫脹散蔓，形如巴斗，潰膿盈盆成碗。正氣內虧，邪戀未盡，變險可慮也。擬清托化毒法。

（處方）羚羊角、川貝、丹皮、赤芍、鮮荷葉、生耆皮、防風、人中黃、天花粉、苦桔梗、製蠶。

第八十一節　時毒（計5案例）

案1　楊。陰虧之質，襲受時邪，始先身熱不解，納少胸悶，頻頻作噁，終無汗泄，繼而發為兩頤時毒，漫腫作痛，牙關不利，流涎頗多。已有三日，脈濡而數，舌苔黃膩。邪鬱陽明，而兼少陽，慮其腫及內喉，至險候也。

（處方）北柴胡、馬勃、防風、廣皮、粉葛根、荊芥、牛蒡、枳殼、製蠶。

案2　沈。暑風厲邪，襲鬱少陽陽明，兩頤雙時毒腫脹，身熱形寒，頭脹胸悶，舌白，脈濡。邪未外達，慮其轉重。

擬疏解法。

（處方）柴胡、粉葛根、荊芥、枳殼、土貝、牛蒡、白杏仁、桔梗、連翹、馬勃、枇杷葉。

案3 朱。風濕襲鬱少陽陽明，兩頤時毒腫脹，身熱形寒，舌黃，脈濡數。邪勢方張，慮其滋蔓。擬疏解法。

（處方）柴胡、牛蒡、荊芥穗、枳殼、淡芩、粉葛根、桔梗、白杏仁、連翹、土貝。

案4 李。暑風厲邪襲陽明，兩頤雙時毒腫脹作痛，連及咽喉，咽物有礙，寒熱汗少，舌白脈濡，邪勢方張。治以疏解。

（處方）廣藿香、淡豆豉、苦桔梗、淡芩、江枳殼、荷葉、粉葛根、牛蒡子、連翹、土貝、馬勃、杏仁。

案5 詹。暑風厲邪襲鬱陽明，左頤時毒腫脹，邪勢初張，慮增汗熱。治以疏解。

（處方）冬桑葉、淡豆豉、連翹、枳殼、馬勃、炒牛蒡、荊芥、桔梗、土貝、荷邊。

第八十二節 發頤（計1案例）

案1 王。暑濕病後，餘邪留戀，復感新風，左發頤結腫板硬，形勢頗大，牙關不利，身熱頻發，脈數舌白。邪鬱少陽陽明，恐不勝任也。

（處方）北柴胡、荊芥、桔梗、土貝、黃芩、牛蒡子、製蠶、赤芍、江枳殼、荷邊。

第八十三節 臀癬（計1案例）

案1 殷，左。濕熱蘊蒸，下滯於太陰陽明，臀癬作癢，滋水蔓延，舌黃脈數。擬以清泄。

（處方）黑山梔、丹皮、枳殼、赤苓、連翹、天花粉、赤芍、土貝、澤瀉、生草梢。

第八十四節　陰癬（計1案例）

案1 程，右。左脈細弦右濡，舌苔糙黃，根厚，左□流水作癢。起經逾年，時盛時衰，下體陰癬，癢不可當。由來三載，無非肝火濕熱蘊於下焦，挾風陽上旋也。病道已深，藥難驟效。

（處方）鮮首烏、牡丹皮、青皮、澤瀉、石決明、赤芍藥、黑梔、赤苓、土貝、鉤鉤。

朝服當歸龍薈丸三錢，甘菊湯送下。

第八十五節　爛皮陰癬（計2案例）

案1 沈，左。肝火濕熱交蒸，玉莖腎囊爛皮癬流水，左癢延及胯間，脈左細弦右濡。病逾兩月，藥力難以驟效者。

（處方）細生地、黑山梔、赤芍、甘草梢、淡竹葉、丹皮、連翹、川柏、細木通、澤瀉、車前。

案2 柳，左。濕熱下注，肛旁腎囊爛皮癬，流水作癢而痛，復發濕毒，結腫而痛，勢欲潰膿，生發未定也。

（處方）細生地、赤芍藥、黑山梔、甘草、車前、川黃連、連翹仁、淡芩、木通、澤瀉、淡竹葉。

第八十六節　風癬（計5案例）

案1 馬。身半以下，濕熱主之，下體風癬作癢色赤，且有滋水。綿延四載，營熱風淫，病道深遠，勿視速功。

（處方）細生地、荊芥炭、澤瀉、赤苓皮、滑石、歸身炭、牛蒡子、蟬衣、通草、小胡麻。

案2 孫，左。濕熱下注，兩胯陰癬，兼有濕毒瘡，滋水作癢，易於滋蔓，最淹纏也。

（處方）細生地、丹皮、淡芩、車前、小川連、黑梔、木通、澤瀉、生草。

案3 盛，左。脾虛生濕，濕生熱，熱生風，風淫於外，四肢癬風游走巔頂，作癢異常。已經廿載，四肢痹痛，手指黑斑，脈來濡數，舌苔薄白。漸成風痹延損，非旦夕所能奏效者。擬和營泄風，運濕宣絡法。

（處方）羚羊角、秦艽、細生地、桑枝、白蒺藜、歸身、知母、赤芍、花粉、防己、茯苓。

案4 杜，左。瘡後成風，濕熱風淫，所由土旺春來，異萌漸轉，勢難即退。古人云治風先治血，宗此論治。

（處方）細生地、歸身、淡芩、白蒺藜、塊滑石、巨勝子、炒丹皮、黑梔、知母、黃甘菊、茯苓皮、草梢、綠豆衣、側柏炭。

案5 李，左。肝火挾濕交蒸，毛際爛皮陰癬，水流作癢，滋蔓不已，最淹纏也。擬清泄法。

（處方）小川連、淡芩、赤苓皮、車前子、細生地、黑梔、木通、澤瀉、生甘草。

第八十七節　癬毒（計3案例）

案1 羅，左。左腿外側癬毒，腐潰流膿，結腫不化，按之板

硬，其毒留戀。治以清托。

（處方）細生地、生耆皮、川芎、赤芍、當歸、土貝母、陳皮、
甘中黃、赤苓。

案2 張，右。營熱風淫，挾濕交蒸，**遍體紫癬風，膚腫作痛，易於滋蔓，最淹纏也。**

（處方）生地、赤芍、炒牛蒡、荊芥、防風、丹皮、大胡麻、苦
參、知母、蟬衣、天花粉、木通。

案3 張，左。右肘癬風結毒，腐潰流膿，**紅腫而痛，毒鬱不化，慮其滋蔓。擬清化法。**

（處方）羚羊角、細生地、霜桑葉、丹皮、赤芍、連翹、天花粉
、土貝、忍冬藤、生草。

二診

（處方）羚羊角、細生地、桑葉、牡丹皮、赤芍藥、連翹、天花
粉、陳皮、土貝母、忍冬藤、生甘草。